Qui est fou, qui ne l’est pas ?

Récits de vie. Santé et maladie

Cette collection regroupe des récits de vie et témoignages divers concernant la santé, la maladie et aussi la guérison.

Dernières parutions

Gaëlle Poussardin, *J'ai envie de me tuer Parcours bouleversant d'une fillette à Haut Potentiel Intellectuel (HPI)*, 2025.
Jean Gauthier, *Fais-moi partir. Euthanasie ou mort naturelle, comment choisir ?*, 2024.
Guillaume Robic, *Un AVC et devoir tout recommencer. Le temps de l'autre*, 2024.
Annick Clement, *Une vie presque rêvée, Au cœur de la médecine de l'enfant*, 2024.
Nolwenn Chauvière, *Sur-Vivante. Loin des chimères*, 2024.
Martine Colignon, *Du délire au songe en art-thérapie. Le chemin de Pierre, d'aspérités en avancées*, 2024.
Jean-Sébastien Morvan, *Itinéraire d'un enfant accidenté, Traces, trames, trajectoire*, 2024.
Catherine Bargibant, *Le travail, c'est la santé ? Dans la peau d'une soignante en burn-out*, 2024.
Annie Bléas, *Anamnésie*, 2024.
Alban Plantin, *Lumbago. Le kiné qui ne savait pas soigner son propre mal de dos*, 2023.
Denis Langlet, *Vu de ma fenêtre. Témoignage d'un malade de Parkinson*, 2023.
Benoît Quinquis, *Voyage en Normalaisie. Le pays des gens « normaux » vu par un Asperger* suivi de *Dix signes infaillibles pour ne pas reconnaître un « Aspie »*, 2023.
Benjamin Glémot, *Sortir du silence. Témoignage d'un jeune sourd-implanté*, 2023.
Élizabeth Bougeois, *Paroles de soignantes en période de COVID-19. Les effets loupe de la crise sanitaire sur des pratiques et des ressentis*, 2023.
Maryse Stiernon, *Et maintenant, on fait comment ?*, 2023.
Micheline Thomas-Desplebin, Éléonore Sabarots, *Léo, lumineuse à jamais*, 2023.

Dominique Sanlaville

QUI EST FOU, QUI NE L'EST PAS ?

Parcours d'un infirmier psy

L'Harmattan

Du même auteur

« Retrouver le sens du soin en psychiatrie »
Éditions Chronique Sociale, 2018

« Psychiatrie : hôpital, prison, rue »
Éditions Chronique Sociale, 2019

« Mourir de son vivant, accompagner la vie jusqu'au bout »
Éditions Chronique Sociale, 2020

« La dépression, s'en servir pour rebondir »
Éditions la boîte à Pandore, 2021

« Jésus sur le divan »
Éditions Rue de Seine, 2023

5-7, rue de l'École-Polytechnique ; 75005 Paris

http://www.editions-harmattan.fr

ISBN : 978-2-336-51931-9

EAN : 9782336519319

Sommaire

Introduction

Si, en médecine somatique, la frontière est réelle et bien nette entre le malade et le bien portant, en psychiatrie, on constate que même le plus sensé peut être sujet à des extravagances et des bizarreries, tandis que le plus fou conserve toujours une partie saine de sa raison, une conscience partielle de ses troubles. Malgré les gants, les blouses et toute la distance thérapeutique que l'on peut mettre entre soi et les patients, inévitablement, des émotions nous atteignent. Et certains nous emmènent parfois loin dans leur folie…

Qu'on le veuille ou non, ces émotions, elles sont au centre du soin. Elles représentent le lien avec le malade, ce sont elles qui nous permettent de le comprendre, d'être en intimité avec lui et de partager son quotidien et sa souffrance.

Même bien vacciné, le soignant n'est pas immunisé de tout. Il a lui aussi son histoire, ses douleurs cachées, ses larmes contenues. Et il se sent quelques fois menacé lorsque certaines situations font écho à ses vécus personnels traumatisants. C'est finalement bien compliqué de vivre ses émotions… et de soigner en psychiatrie.

Parce qu'Homo sapiens, cet être raisonnable, peut aussi se montrer « homo demens ». Et céder à sa part maudite, ou plutôt à un délire de sa raison capable de lui procurer des dons admirables de création, d'invention, de poésie, mais aussi parfois de réveiller des instincts méchants et meurtriers.

Il y aurait deux parties en nous, bien entremêlées, avec leurs lots de jouissance et de souffrance.

Comme nous l'ont rappelé Érasme, Montaigne, Pascal, Freud et Lacan, la folie, ce possible pour chacun, fait partie intégrante de l'humanité. Et la philosophie, la psychologie et la psychiatrie ont pour mission de l'interpréter, en essayant de donner un sens à l'incompréhensible et de révéler ainsi combien est ténue la frontière entre le normal et l'anormal.
Mais si l'on affirme, comme Descartes, que l'homme n'est pas fou et que la raison reste toujours triomphante, alors les soins prodigués au malade mental risquent de s'assortir de punitions, d'enfermement. Et des juges, assistés de psychiatres chargés de désigner ceux qui sont hors de leur bon sens, lieront définitivement la folie à la dangerosité, condamneront l'incoercible, le délire et l'hallucination. Ces positions sécuritaires, morales et parfois eugéniques sont aujourd'hui partagées par de nombreux neuroscientifiques, qui restent persuadés que de nouvelles découvertes parviendront à éradiquer les symptômes, à redresser ce qui est tordu, à corriger les égarements.
Si l'on n'y prend garde, la psychiatrie peut facilement devenir une arme de répression, de contrôle des libertés.

J'ai beaucoup aimé mon métier, mais, dans les dix dernières années surtout, je m'y suis senti très mal, avec cette impression qu'il n'était plus fait pour moi. Je me conformais aux nouvelles méthodes de travail en tâchant de faire taire mon expérience devenue bien inutile. Ce fut pour moi une contrainte insupportable. J'ai laissé de jeunes collègues en proie au découragement.
Depuis, le mal s'est aggravé. La psychiatrie, devenue très mécaniciste, n'est maintenant plus qu'une discipline médicale parmi d'autres et elle s'éloigne de plus en plus de la philosophie qui l'a fait naître. On traite la machinerie du cerveau avec une logique implacable. Les bilans neurophysiologiques, les scanners et les IRM, les molécules chimiques et les thérapies cognitivo-comportementales

occupent toute la place, reléguant aux oubliettes l'histoire de vie des patients, l'anamnèse des troubles et la clinique. Il n'y a plus d'approche spécifiquement humaine de la souffrance psychique.

Mais la disparition du symptôme, provoquée magiquement par les traitements, suffit-elle à dire que l'on a vaincu la folie ?

Et dans ce monde où la lumière et les ténèbres coexistent, comment savoir qui est fou et qui ne l'est pas ?
Pour répondre à cette question, j'ai choisi de vous présenter quelques cas bien particuliers de personnes, pas toutes identifiées comme malades, qui ont croisé ma route au cours de mes quarante années de travail à l'hôpital. Elles sauront, bien mieux que le meilleur des experts dans ce domaine, vous parler de cette folie capable de s'échapper des cerveaux dérangés pour aller parfois tourmenter ceux des soignants, les gens dits « normaux », et provoquer chez eux des réactions inadaptées et injustifiées.
Et au fil des histoires racontées, on pourra suivre l'évolution de la psychiatrie et essayer de comprendre pourquoi on est arrivé à l'état de crise actuel.

Fin de l'asile et ouverture de l'hôpital sur l'extérieur : années 1970

J'ai commencé à travailler comme infirmier à l'âge de dix-neuf ans, en 1977, dans un CHI (centre hospitalier intercommunal) tout récemment construit, en application de la politique de santé qui imposait à chaque département français de disposer d'un hôpital psychiatrique afin de désengorger les vieux asiles surpeuplés.
Situé en périphérie d'une grande ville, l'établissement comportait dix-huit petites unités pavillonnaires, réparties dans un parc arboré de trente hectares avec une cafétéria, une ergothérapie, un théâtre, un coiffeur, des laboratoires, les villas des médecins et du directeur. Il n'y avait pas de grilles ni de barreaux aux fenêtres. On pensait alors que la campagne, la nature représentaient les conditions indispensables pour soigner les maladies nerveuses.

On aurait pu facilement y vivre en autarcie et recréer l'asile. Mais la volonté des soignants, c'était d'en finir avec l'enfermement et la concentration des malades mentaux. L'hôpital devait s'ouvrir sur l'extérieur, pour permettre le plus possible aux gens d'être soignés chez eux, dans la cité, et de conserver une vie sociale. Largement influencée par la philosophie et la psychanalyse et très présente dans les champs politiques et médiatiques, la psychiatrie s'imposait presque comme un enjeu de société.
J'ai participé alors à la mise en place de la « sectorisation ». Le territoire français fut divisé en secteurs géographiques avec, pour chacun, une équipe pluridisciplinaire et un service hospitalier. Des dispensaires, des hôpitaux de jour, des appartements thérapeutiques s'ouvrirent. Les soignants se déplaçaient pour effectuer des visites à domicile, même en prison, et le

plus possible en concertation avec les médecins de ville, les services sociaux, les familles, les associations.[1]

Mais une bonne partie de nos patients étaient arrivés des asiles environnants, avec pour certains, derrière eux, une vie entière passée entre des murs. Alors, ils se trouvaient beaucoup trop chronicisés par les années de psychiatrie pour pouvoir renouer avec le dehors. Quelques-uns portaient sur leur front des traces de lobotomie. Il y avait aussi de gros délirants. Certains s'embrassaient sous les arbres à pleine bouche ou se mettaient nus, d'autres se tapaient la tête dans les murs.
Ainsi, malgré nos bonnes intentions, l'hôpital devait quand même conserver son rôle d'asile. Et puis, parfois, les soignants, à trop vouloir le bien-être des patients, choqués par les conditions de vie de ceux qu'ils rencontraient dehors, faisaient l'inverse de ce qu'il fallait en les hospitalisant et en les rendant dépendants de l'hôpital. On réalisait alors qu'il était facile de fabriquer encore d'autres chroniques.

Les équipes, très jeunes, laissaient aussi la folie et la violence se manifester un peu trop. Avec la persistance des idées d'antipsychiatrie, ce n'étaient pas les malades qui refusaient de prendre leur traitement, mais plutôt les infirmiers qui ne voulaient pas leur en donner. Mais il y avait une vie en service, une immense liberté de parole et souvent un projet personnalisé pour chaque patient. Depuis la femme de ménage jusqu'au médecin, chacun participait à la réflexion et chacun acceptait aussi de se remettre en question. Les attaches, les chambres d'isolement n'existaient pas et la seule, la meilleure arme des soignants, restait la contenance relationnelle. Elle exigeait de prendre le temps de connaître les malades, de tisser des liens avec

[1] La mise en place de la sectorisation s'effectua de 1970 à 1990.

eux, d'établir ce cadre qui entoure et qui enveloppe bien au-delà des murs. Et lorsque la peur survenait, on savait y faire face collectivement.
La folie devient dangereuse, surtout quand on ne la comprend plus.

Les pays européens, pour la plupart, s'engagèrent à peu près au même moment vers cette « désinstitutionnalisation » des soins psychiatriques, afin de réduire les hospitalisations et de limiter le plus possible la chronicisation des troubles. Ce fut un grand défi et tous ne l'ont pas relevé de la même façon. Ainsi des vieux asiles, on est passé à un modèle promouvant l'intégration sociale du malade dans la communauté. Ce travail hors des murs, fruit de la volonté des soignants, n'aurait pas pu être engagé sans l'utilisation des neuroleptiques qui, grâce à leur action incisive sur les symptômes aigus, ont changé le visage de la folie en quelques années. Ils ont réduit les agitations, les délires et les hallucinations tout en permettant au malade de retrouver suffisamment de lucidité pour envisager un possible retour à la vie extérieure.
En Angleterre, on a alors fermé un grand nombre d'anciens établissements pour ouvrir des services spécialisés dans les hôpitaux généraux.
En Allemagne, peu de fermetures ont eu lieu. On a surtout procédé à des restructurations, en créant aussi des unités d'accueil dans les hôpitaux généraux et quelques structures d'hébergement protégé.
Ce fut en Italie que le processus a été le plus radical, puisqu'une loi a interdit purement et simplement toute nouvelle admission. Les hôpitaux disparurent et on développa des maisons d'accueil plus ou moins médicalisées, certaines privées à but lucratif.
En France, on ne s'est pas opposé complètement à l'hospitalisation que l'on jugeait encore souvent

nécessaire, même si on la contestait. Et des médecins, en petit nombre, imaginèrent et tentèrent de mettre en place le projet de sectorisation qui, malheureusement, ne fit pas l'unanimité des soignants.
En Belgique, la psychiatrie connut une double ouverture, à la fois dans les hôpitaux où s'installèrent des services ouverts et à l'extérieur avec l'apparition de nouvelles structures d'accueil. Dans les années 1970, le nombre de lits en services ouverts dépassa celui en services fermés.[2]

Au temps des mandarins

Pour un psychiatre, le docteur Mordant, avec sa tête de bouledogue, n'avait rien d'avenant. C'était un petit homme gras et potelé, un peu comme un bébé. Sa peau faisait des plis dans son cou et lui dessinait des tas de doubles mentons. Doté de bras très courts, bien en chair, terminés par des mains rondelettes, il jouait sans cesse avec ses clés comme s'il s'agissait d'un hochet. En guise de sucette, il gardait un chewing-gum en bouche, qu'il mâchonnait en permanence. Avec un comportement d'enfant roi, aimant être admiré et adulé par son entourage, il trônait en s'étalant sur sa chaise comme un glouton repu, trop à l'étroit dans sa chemise qui laissait ressortir, entre les boutons, des portions de ventre rondouillard.

---

[2] « Les psychiatries, médecines de pointe ou d'assistance ? » L. Verhaegen, éditions Cabay, 1985.
« L'évolution des dispositifs de soins psychiatriques en Allemagne, France, Angleterre, Italie : similitudes et divergences », Magali Coldefy, Questions d'économie de la santé, n° 180, oct. 2012.

Ses petits yeux ronds et noirs, engouffrés dans de ridicules orbites, tournicotaient sans cesse, surveillant ses subalternes, prêts à lancer un éclair de reproche à celui ou celle qui ne serait pas au garde-à-vous. Un regard perçant, qui traversait tout et qui déshabillait…

Il avait sa cour, le docteur Mordant. De toute façon, tous les médecins, et surtout ceux qualifiés de chefs, avaient leur cour et de nombreux courtisans, parmi les soignants ou les malades, qui cherchaient à se placer, à obtenir les faveurs ou un petit morceau du pouvoir du roi. Et cette conviction de se croire si important, il l'entretenait, l'alimentait, la faisait croître. En réunion, la chaise ne lui suffisait pas, compte tenu de sa petite taille, même si on lui réservait la meilleure et au centre. Il grimpait aussitôt sur le bureau pour mieux se donner en spectacle et son pantalon remontait, nous délivrant la vision de ses chevilles grasses et poilues qu'il agitait en silence. Il laissait alors peser un instant son regard inquisiteur sur l'assistance.
Les seules règles existantes dans le service étaient les siennes, qu'il avait su imposer. Et tous se pliaient à ses décisions, comprenant très vite qu'ils n'avaient pas le choix. Capable de percevoir les fragilités de chacun, il savait les utiliser si nécessaire. Ainsi, la personne qui s'opposait devenait pour un temps sa cible privilégiée. Tout à coup, il ne la remarquait plus, l'ignorait, lui coupait la parole ou alors prenait plaisir à la dévaloriser, à la dénigrer. Habilement, il manipulait les autres pour l'isoler, l'exclure du groupe. Ou pire encore, il pouvait détruire aussi son image auprès des malades.

Pour avoir le droit de travailler avec lui, il fallait cautionner ses pratiques et même les transmettre, lui être entièrement dévoué et construire son identité autour de la sienne. Il recrutait à sa guise et, avant de se décider, il exigeait d'avoir des photos ou des entretiens particuliers.

Il savait séduire ceux qu'il mettait sous son emprise en créant chez eux un sentiment d'attachement très fort envers lui. Certaines infirmières cédaient, comme si elles étaient aveuglées et indifférentes à son physique pourtant repoussant.

En service de médecine, le chef visite les malades avec sa suite. En général, celle qui le serre de près avec une grosse pile de dossiers et qui sourit et se pâme alors que lui pérore, c'est la surveillante. Les autres, encore un peu boutonneux, avec leur stéthoscope autour du cou, sont les internes et les externes, qui écoutent et répondent aux questions seulement quand on leur en pose. Et celles aux yeux cernés et aux poches de blouses débordantes de crayons, de pinces, de ciseaux et de sparadraps sont les dévouées infirmières qui refont systématiquement tous les pansements qu'il a pris un certain plaisir à arracher.

Et en psychiatrie, le roi a en plus le pouvoir d'interpréter les comportements, de lire dans les pensées.
La hiérarchie semble y être moins marquée, mais elle est encore plus pernicieuse.

Ainsi, le docteur Mordant parvenait à toujours être informé de tout. Il avait ses indicateurs, aussi bien du côté des malades que de celui des soignants. Et il y avait des préférés qu'il favorisait, mais ce n'était pas forcément les mêmes.
Je me souviens de cet infirmier, l'homme à la pipe, qui rêvait de devenir surveillant. Et il en rêvait tellement qu'il vivait son rêve. C'est-à-dire que le docteur Mordant l'a laissé croire qu'il lui obtiendrait cet avancement. Alors l'homme à la pipe se dispensait des tâches trop infirmières pour aller à sa guise empiéter sur les prérogatives de la surveillante. Cette dernière, très peu vaillante, se plaisait beaucoup à avoir sous la main un larbin pour qu'il assume à sa place les rébarbatives tâches administratives, notamment la confection des grilles de travail, sujet

hautement conflictuel. En contrepartie, tous les soirs, mais discrètement, l'homme à la pipe passait au rapport dans le bureau du médecin... Naïvement, il pensait qu'il était bien vu et apprécié pour ses qualités et que la récompense arriverait rapidement. Rêver de pouvoir, c'est tellement humain !

Le docteur Mordant avait donc mis en place un jeu pervers dont il était le seul à connaître les règles. Parler devenait dangereux dans cette discipline où la parole devait au contraire être libératrice.

Dans le service séjournait depuis plusieurs années un patient d'environ trente-cinq ans nommé Maurice, atteint de débilité et d'une certaine dose de psychopathie. Rejeté par différentes familles d'accueil, on ne savait plus où le placer. Alors, il se rendait utile, s'occupait de la vaisselle et portait le courrier. Mais, malgré son handicap, il était parvenu à faire sa place, à obtenir quelques privilèges. Et à évoluer un peu dans le sens d'une meilleure autonomie, car l'institution et le médecin, faute de le soigner, lui avaient au moins enseigné l'art de la flatterie et de la manipulation.

J'étais élève à cette époque. J'ai vu un soir deux infirmiers l'attacher sur une chaise pour le frapper. Maurice avait dû parler ou pousser le bouchon un peu trop loin. Et celui qui tapait le plus fort était l'homme à la pipe.

L'incident n'eut pas de suite. Personne ne l'ébruita. Et Maurice savait aussi encaisser les coups.
L'homme à la pipe est resté avec son rêve inachevé. Peu à peu, l'équipe l'a rejeté. Il a tristement terminé sa carrière, de nuit, sur un poste de concierge.

Autrefois, le mandarin était détenteur de tous les savoirs et de tous les pouvoirs. Nommé à la tête de son service par le

ministère, il ne se posait pas la question de la subordination au travail, disposant de bien plus d'autorité et de prestige que le directeur lui-même. Au départ jeune médecin ambitieux, il devenait rapidement, au fil des ans, indéboulonnable, accroché à son poste. Et on devait attendre patiemment qu'il parte à la retraite pour procéder à une éventuelle réorientation. Chaque service était un petit marquisat avec un maître, admiré de tous et craint, qui incarnait une certaine idée du soin avec une culture propre que l'on ne retrouvait dans aucun autre service.
Mais ce concept est-il aujourd'hui obsolète ?
Dans le monde actuel de l'hôpital, où le managérial a pris l'ascendant sur le médical, les mandarins s'appellent chefs de pôle. Ce sont théoriquement de simples praticiens hospitaliers disposant de beaucoup moins de prérogatives. Mais, comme ils participent à la mise en œuvre de la politique de l'établissement, ils deviennent à leur tour des managers, avec peut-être plus de pouvoir qu'auparavant, mais un pouvoir déguisé que chacun négocie à sa façon avec les autorités administratives. Ils continuent de gérer leur personnel et pas toujours en tenant compte de la nécessité de l'activité. La cooptation et la séduction fonctionnent encore bien. Ils désertent les services, se tiennent éloignés des malades, passent beaucoup de temps en réunion. Ils ont souvent le titre de professeur, mais n'ont plus guère le temps d'enseigner.

La peur de la folie

Louis était un habitué du service, il avait déjà effectué plusieurs séjours et souvent en placement, après avoir tenté de s'en prendre physiquement à autrui. L'ensemble du personnel, les administratifs, y compris les autres malades, tremblaient en apprenant sa venue. Une peur non maîtrisable s'emparait de l'hôpital. Et dans l'équipe, certains se sentaient mal au point de recourir à un arrêt de travail. Même s'ils savaient que la grande majorité des criminels n'étaient pas des malades mentaux, en silence, ils se disaient que Louis avait tout pour faire partie des exceptions.

Il terrorisait déjà par son physique, malgré ses cinquante ans. Et de nombreux infirmiers gardaient de mauvais souvenirs de quelques interventions le concernant. Il tapait avec ses poings comme avec ses pieds et les premiers qui l'approchaient en faisaient les frais. Il s'en prenait aussi aux tables, aux chaises et aux baies vitrées qu'il brisait avec une violence considérable. Certains racontaient qu'une fois, il avait traversé une porte en se projetant sur elle et que sa silhouette y était restée, comme découpée.
Les cendriers sur pieds, les bondes-tubes des grands lavabos des cuisines ou les tringles des stores, tous ces objets, à cause de lui, furent supprimés, car il s'en servait pour attaquer. Même attaché, il parvenait à arracher ses contentions ou à se déplacer avec le lit sur le dos. Et il était inutile de compter sur l'efficacité des injections intramusculaires de droleptan[3], de valium ou de tranxène[4], car il présentait en plus une rare résistance aux traitements chimiques.

Ainsi, lors de ses agitations, il mobilisait un nombre considérable d'infirmiers qui arrivaient en courant de tous

---

[3] Droleptan : puissant émétique utilisé en anesthésie pour son effet dépresseur sur le SNC, il a servi un temps en psychiatrie pour calmer les états d'agitation.

[4] Valium, tranxène : des anxiolytiques de la famille des benzodiazépines.

les services. Ils se retrouvaient parfois tellement nombreux que la plupart ne parvenaient même pas à l'approcher. Et cela, inévitablement, lui donnait de l'importance et alimentait son délire. Il les dévisageait avec son regard noir et interprétait leurs attitudes comme des signes évidents de mépris et d'hostilité.

Dans tout l'hôpital, sa réputation n'était plus à faire. Rien que son nom terrorisait. Lorsque le concierge le voyait passer le portail, il prévenait aussitôt. Et les unités devenaient tout à coup désertes et silencieuses. Ensuite, l'imaginaire de chacun s'emballait et alimentait la peur. Parce que les faits divers ne manquaient pas, même peu nombreux, pour témoigner de la violence du passage à l'acte irraisonné, imprévisible, chez le schizophrène ou le paranoïaque. Cette idée, largement répandue par les médias à sensations et aussi par des politiques qui ne voyaient en eux que des délinquants et des criminels potentiels, contribuait à entretenir l'image négative du malade mental. Les préjugés ont la vie dure, même chez les soignants. Ainsi, le terme de fou, depuis des siècles, reste irrémédiablement lié à la violence et à la dangerosité. L'amalgame entre folie et crime est tenace. On se rassure en pensant qu'il faut être un monstre pour tuer ; un être normal, sain d'esprit, ne peut pas faire cela. Et pourtant, un meurtrier potentiel sommeille en chacun de nous ! Alors, où s'arrête le crime et où commence la folie ?

Louis, d'un naturel plutôt méfiant, suspicieux, restait renfermé et s'efforçait de ne rien laisser paraître du mal-être qui l'habitait. La plupart du temps, il se montrait capable de tenir des propos tout à fait cohérents. Par contre, si l'on abordait les thèmes de son délire ou si celui-ci redevenait actif, il perdait rapidement contact avec la réalité et n'avait plus conscience de souffrir d'un trouble mental. On aurait dit alors que ses pensées montaient à ébullition. Il

revendiquait, menaçait, alimentait des rancunes, persuadé que les autres s'organisaient pour le tromper, le blesser. Et le moindre évènement devenait source de suspicion, de trahison. Parfois, il fixait sur une personne de son entourage et interprétait tous ses gestes et toutes ses paroles. Et jour après jour, sa conviction se renforçait. Il en était sûr, elle lui voulait du mal !
Le grand risque de ce genre de délire caché, c'est évidemment le passage à l'acte, pour se défendre, pour supprimer le persécuteur. Quelques malades ou soignants s'en souvenaient avec assez d'effroi.

On ne disposait que de peu d'éléments concernant son passé. Une grande tante fut plus ou moins contrainte de le recueillir, très jeune, suite au décès resté inexpliqué de ses deux parents. Louis gardait de bons souvenirs d'elle. C'était une femme affectueuse, mais incapable de pouvoir maîtriser un garçon aussi instable et énervé que lui. Il remuait sans arrêt et présentait des troubles du sommeil. Des cauchemars perturbaient toutes ses nuits et cela dura jusqu'à l'adolescence. Enfant taciturne, inhibé, il n'apprenait absolument rien à l'école, où il fut l'objet de la moquerie de ses camarades qui le traitaient de « PD ». Incapable ensuite de suivre un apprentissage, il intériorisa douloureusement tous ces échecs.
Au décès de la tante, il vécut quelques années en foyer. Mais la cohabitation avec les autres pensionnaires s'avéra vite néfaste. S'ensuivirent alors des alcoolisations, des vols, des agressions. La police dut intervenir plusieurs fois avec les pompiers. Je l'ai connu à ce moment-là, lors de différentes hospitalisations, dans les années 1980. Il faisait des allers et retours entre le service et un appartement sordide en ville qu'il partageait avec un compagnon d'infortune, débile léger. Il affirmait ne plus pouvoir le supporter, mais l'autre, malgré les insultes et les coups,

refusait de le quitter. Tous deux entretenaient certainement une relation homosexuelle.

Louis ne savait pas parler de lui et n'abordait que très rarement son passé. Il évoqua des séjours en clinique privée pour des cures d'électrochocs, réalisées sans anesthésie et censées, comme il disait, « adoucir son caractère ». Comme beaucoup de nos patients, accidentés de la vie, il traînait le lourd fardeau d'une histoire émaillée de souffrance et de traumatismes.
En service, il restait dans son coin, silencieux, souvent assis à une place stratégique où il pouvait observer tout le monde. Son regard noir et menaçant dissuadait quiconque de l'approcher. Il ruminait sans cesse, nourrissait des sentiments de dépit et de rancune en accumulant patiemment les faits et les preuves contre ceux désignés comme ses ennemis.
On apprit assez vite à identifier chez lui les signes qui indiquaient quand il commençait à aller vraiment mal. Il affichait alors une mine défaite, son teint virait au gris, il commençait à trembler, à baver, et se plaignait de douleurs diffuses, principalement abdominales. Non verbalisé, le délire sous-jacent s'exacerbait, s'amplifiait et se traduisait par des troubles hypocondriaques qui, sans notre intervention, pouvaient s'aggraver rapidement. Souvent une constipation opiniâtre s'installait et au bout de quelques semaines, des mélénas[5], des vomissements de matières fécales noires foncées et malodorantes signaient l'arrêt complet du transit. Et dans sa tête, les mêmes idées obsédantes s'imposaient : certaines personnes avaient décidé de le faire souffrir jusqu'à la mort. Toutes ces douleurs et tous ces problèmes qu'il endurait en étaient bien la preuve.

---

[5] Méléna : émission anale de sang noir, donc digéré, qui traduit une atteinte du tube digestif.

Il accusait souvent d'autres malades ou des soignants, parfois les voisins de son appartement ou même des enfants qui jouaient un peu bruyamment sous ses fenêtres.

Il déclara une occlusion, réelle, avec présence d'un gros fécalome[6]. L'interne du service fut chargé de s'en occuper. Avant d'entrer dans la chambre, terrorisé, il insista pour que des infirmiers restent derrière la porte, dans le couloir. Mais Louis lui fit immédiatement confiance. Enfin, quelqu'un lui venait en aide et allait le soulager ! À sa demande, il enleva aussitôt pantalon et slip, s'allongea sur le côté en relevant les jambes et se soumit volontiers au toucher rectal. Il endura toutes les manœuvres nécessaires et douloureuses pour extirper le bouchon, mais en portant sur l'interne tremblant un regard bienveillant et presque concupiscent. Gêné, ce dernier comprit que quelque chose de sexuel était en train de se jouer.
Ses intestins évacuèrent ensuite copieusement, et sur plusieurs jours, des quantités de matières fécales nauséabondes et sanguinolentes. On l'entoura avec beaucoup d'attention, en surveillant régulièrement ses constantes. Et ce maternage, ces soins purement somatiques nous donnèrent la possibilité de l'apprivoiser et de prendre l'ascendant sur lui. Il ne nous faisait plus peur. À travers le physique, nous avions atteint le mental. En lui vidant le ventre, on lui avait vidé la tête, purgé son délire.
Rassuré, il parvint à se confier davantage et nous relata un évènement qui l'avait beaucoup marqué. Une nuit, des gens seraient entrés chez lui pour le cambrioler, mais ils possédaient un double des clés, il s'agissait donc de personnes qu'il connaissait peut-être. En tout cas, il dormait et n'a rien entendu. Le lendemain, il constata que des choses avaient disparu. Et il se rappela alors avoir souffert pendant

[6] Fécalome : bouchon dur dû à l'accumulation de selles dans l'ampoule rectale.

quelque temps d'une violente douleur au coccyx. Dans sa tête, peu à peu, le vol devint un viol. Les mêmes cauchemars se répétèrent. Il se réveillait en sursaut, et ensuite, dans un demi-sommeil, survenaient des sortes de flashs nocturnes dans lesquels il revivait la scène, en ressentait toutes les sensations corporelles particulières et s'en accusait.
Il s'en souvenait bien. À l'école, les autres le traitaient de pédéraste.

Une pommade fut prescrite pour soulager sa douleur anale. Car, malheureusement, l'intervention de l'interne n'avait pas pu se faire sans traumatiser cette partie si intime de son anatomie. Alors, on soignait ses blessures, visibles et invisibles, et on commençait avec lui à reconstruire son parcours.
Ses échecs répétés, les abandons, les maltraitances avaient eu un effet dévastateur dans sa vie.
Se sentant protégé, Louis s'apaisa, presque sans médicament. Et on réalisait alors que, derrière ce physique impressionnant, se cachait un être bien plus terrorisé que nous. Il put continuer à vivre dans son appartement. La journée, il venait en hôpital de jour et le soir, on passait le voir régulièrement chez lui. On sonnait. Il ouvrait en tournant plusieurs verrous, nous laissait entrer et refermait aussitôt. Parfois, il restait le dos à la porte. Il savait qu'il impressionnait et en jouait un peu. Mais il attendait notre venue et s'inquiétait quand on avait du retard.
Il fallait évaluer son état, écouter ses douleurs et juger si le délire se reconstruisait. Un passage à l'acte restait toujours possible.
Il acceptait sans problème de revenir régulièrement à l'hôpital pour mettre un terme aux idées fausses qui survenaient encore dans sa tête concernant le comportement des voisins ou des passants et pour nettoyer ses intestins… Et cela lui permettait de tenir.

Au cours d'un séjour, il désigna plusieurs malades comme ses persécuteurs en affirmant qu'il les voyait venir la nuit, près de son lit, pour lui planter des grands coups de couteau :

« Regardez mon matelas, il est tout percé ! »

Lui seul le voyait abîmé. Et, convaincu, il accumulait les preuves, interprétait tous les évènements. Mais notre intervention permettait maintenant de stopper cette production délirante, parce qu'il avait confiance en nous. Sans cette prise en charge et les hospitalisations, Louis aurait agressé et tué très certainement.

Aujourd'hui, on n'est plus capable d'identifier de tels malades, pourtant il en passe certainement beaucoup aux urgences. On ne prend pas le temps de les connaître suffisamment ni de les soigner. Ils reçoivent un traitement sur une courte durée, la plupart du temps à peine vingt-quatre heures. Et ils ressortent jusqu'à ce qu'ils se fassent remarquer par un nouveau passage à l'acte, fort heureusement, le plus souvent peu dramatique.

Mais, en psychiatrie, on le sait, des Moitoiret, des Cocaigne ou des Louis, qui délirent en silence dans leur coin, existent …

Le bonheur forcé

Paul était un garçon brave et encore célibataire à quarante ans. Dans son village, tout le monde le connaissait. Il pouvait rendre service aux uns ou aux autres et encore travailler dur s'il le fallait ; plus jeune, il avait même été pompier volontaire. Employé quelques années dans une

usine de fonderie, il fut finalement renvoyé pour inaptitude et mis en invalidité.
Son problème, c'était l'alcool. Il ne buvait pas tout le temps et pouvait passer des jours, voire une semaine, sans consommer. Mais quand il partait faire la tournée des deux ou trois bistrots du coin, il n'arrivait plus à se limiter.
Bien avant de s'écrouler et souvent dès les premières gorgées, le ton de sa voix montait, il se mettait à crier en reparlant du passé et pouvait s'emporter à la moindre contrariété. Il devenait méconnaissable. Calme, intelligent, plaisant à jeun et même gentil, il se montrait agité, outrancier et vulgaire sous alcool, comme beaucoup de gens qui boivent d'ailleurs. Alors, on préférait le voir saoul complètement, plutôt qu'entre deux vins. Pour cette raison, aucun verre ne lui était jamais refusé.

Souvent, il rentrait chez lui en titubant, les mains appuyées contre les murs, ou, quelques fois trop aviné, il se couchait dans un pré, le nez en l'air à la belle étoile. Un jour, il eut l'idée de s'acheter une mobylette. Mais la machine, lors des retours, rétive, se cabrait sur la route et l'emportait, vivante comme un âne entêté, pour terminer sa course dans un fossé. Il passait pour un incorrigible, mais on le tolérait et l'indulgence de tout le village l'accompagnait dans ses turpitudes.

Paul logeait dans deux pièces sordides sans aucun confort et remplies, comme il disait, de « cadavres de bouteilles ». Mais il s'en contentait, il ne réclamait pas grand-chose ! Sous l'emprise de l'alcool, il criait, il vitupérait, il revendiquait. Une fois sobre, il retrouvait un comportement normal, adéquat et respectueux.

Un jour, une jeune assistante sociale zélée, récemment employée à l'hôpital, s'offusqua en l'apercevant dans un demi-coma, sous le banc public, près de la mairie. Elle nous dit :

« On ne peut pas le laisser, c'est inhumain ! »

Elle parvint même à convaincre notre médecin de l'hospitaliser.
Paul a fait ainsi son entrée dans le monde de la psychiatrie.
Au bout de quelques mois sans alcool, avec une alimentation correcte et des soins d'hygiène, il se refit une santé. Mais il ne présenta jamais de signes physiques du manque, comme les suées ou les tremblements. Et au niveau psychologique, l'abstinence semblait ne pas lui poser de problème.
À quel point était-il dépendant ?
On lui accorda des permissions, mais qui furent, pour la plupart d'entre elles, des occasions de nouvelles alcoolisations massives. Alors, on supprima toutes les sorties non accompagnées. L'assistante sociale demanda au plus vite une tutelle et put liquider son appartement.
Peu à peu, Paul s'habitua à sa nouvelle vie. Il y trouva bien quelques avantages. Mais quand il parlait de lui, c'était toujours de son passé, de tout ce qu'il avait fait avant, comme s'il ne pouvait pas ou n'osait pas regarder trop loin devant.

Rosette, quant à elle, habitait en ville, dans un quartier populaire. Son petit logement qu'elle avait gardé de ses parents était devenu, faute d'entretien, complètement insalubre. Elle y habitait seule, avec sa kyrielle de chats. Encore jeune, n'ayant pas dépassé la quarantaine, elle paraissait vieille avant l'âge. Avec ses cheveux gris et sa bouche édentée, le visage marqué par les rides, elle semblait porter le poids d'un passé difficile. Son père, qui buvait, l'avait violée et battue.
Elle gardait malgré tout le sourire, habituée aux privations et aux sévices de tous ordres.
Dans la plus grande pièce, sur un tas de matelas empilés, vivaient les chats, en nombre incalculable. Les portées

devaient se succéder. Rosette nettoyait bien les excréments, mais ça empestait fort l'urine de partout.
Pauvre, elle endurait le froid et ne mangeait pas toujours à sa faim, mais elle résistait à la misère. Elle avait un toit, pas comme tous ces malheureux qui venaient squatter chez elle et qu'elle accueillait avec gentillesse. C'était sa vie et elle existait à travers ça. Et puis, dans le quartier, tout le monde la connaissait, les voisins comme les commerçants.

Mais notre assistante sociale voyait les choses autrement :

« Non, on ne pouvait pas la laisser dans ce taudis ! »

Et on lui permit de faire aussi son entrée en psychiatrie. Elle eut d'abord droit à une petite cure de jouvence. Après un lavage et un récurage de tout le corps, ses cheveux furent teintés et coiffés et sa bouche reçut les soins nécessaires. On procéda à l'extraction des quelques dents qui lui restaient et à la pose d'un dentier. D'un coup, elle rajeunit de dix ans.
Puis, de la même façon, on la mit sous tutelle pour vendre son appartement.
Rosette ne se plaignit jamais de rien. Nous étions devenus ses nouveaux amis et elle nous témoignait beaucoup d'affection. Souvent, elle nous appelait « mes petits chéris ». Mais parfois, toute seule dans son coin, elle pleurait en repensant à son rez-de-chaussée, à sa vie d'avant, pourtant si difficile, mais qui avait quand même de bons côtés. À l'hôpital, quelque chose lui manquait…

On les garda longtemps en bonne santé tous les deux. Ensuite le vent tourna en psychiatrie. Une sorte de camisole budgétaire vint limiter tous les projets et imposer de farouches restrictions dans les dépenses. Il fallut vider des dizaines de milliers de lits en quelques années seulement. Et pour Rosette et Paul, comme pour beaucoup de patients chroniques, on devait trouver une solution, un point de chute, un lieu de vie. Notre dévouée assistante sociale apprit qu'une maison de retraite, perdue dans la campagne, offrait son agrandissement à la psychiatrie. Alors, les dérogations d'âge furent accordées à profusion. De tous les services, des malades y partirent très rapidement.

Paul et Rosette réunirent en vitesse leurs affaires, des habits et quelques souvenirs conservés qui tenaient facilement dans un ou deux sacs poubelle en plastique noir de l'hôpital.

La maison de retraite se trouvait réellement éloignée de tout, dans un hameau sans âme, à des dizaines de kilomètres de la première agglomération et du premier magasin. Le bâtiment venait d'être entouré d'une haute barrière grillagée toute neuve, avec, à l'entrée, une caméra de surveillance. Et le directeur se fit un plaisir de nous faire découvrir l'écran de contrôle, situé dans son bureau, qui lui permettait d'être au courant des allées et venues des pensionnaires comme du personnel.
Le règlement interdisait toute sortie extérieure non accompagnée. On avait formidablement bien anticipé l'arrivée des malades de psychiatrie !

Paul survécut de très longues années sans avaler une seule goutte d'alcool, en tuant le temps avec des mots fléchés, des mots casés et un peu de télévision. De sa fenêtre, la vue portait loin sur la jolie campagne environnante. Il n'a pas eu de visite à part les nôtres, les deux ou trois comprises dans le service après-vente. Il est décédé finalement d'un infarctus. Mais il aurait pu mourir bien plus jeune sous son banc et à cause de l'alcool. On peut dire qu'on lui a sauvé la vie !

Rosette a pu atteindre un âge respectable. Et elle a eu l'occasion de verser beaucoup de larmes en se remémorant son voisinage peu recommandable, son logement insalubre, ses chers chats et ses mauvaises fréquentations. Mais, grâce à nous, au chaud et bien nourrie.

Corruption de fonctionnaires

Nous étions partis à deux pour récupérer une dame chez elle qui, selon son médecin traitant, n'allait pas bien du tout. Je venais tout juste d'obtenir mon diplôme et j'étais à l'affût des occasions pour améliorer ma pratique. Ma collègue plus âgée m'avait donc proposé de l'accompagner. Depuis quelques mois, nous travaillions ensemble, sur les mêmes postes, et j'appréciais ses connaissances dans le métier, qu'elle me faisait partager volontiers.

Elle était en analyse et ne le cachait pas. Mais un grand nombre de soignants, à cette époque-là, allaient régulièrement s'allonger sur les divans de thérapeutes pas toujours bien patentés. Pour dire la vérité, avec le recul, il me semble que la plupart en avaient besoin. On ne s'engage pas dans une telle démarche simplement pour le plaisir, par curiosité ou par mimétisme.
Elle pratiquait déjà depuis quelques années et en tirait une certaine supériorité. Mais elle apportait des explications souvent pertinentes sur les comportements de nos malades et personne n'osait trop la contrarier, même pas le médecin. Et il tolérait qu'elle fasse des entretiens seule. Un droit qu'elle s'arrogeait sans tenir compte des contestations de certains membres de l'équipe. Parce qu'elle possédait quelque chose de plus que la simple expérience professionnelle… Elle avait eu une relation intime avec un patient, et pas le moins compliqué ! Atteint d'une schizophrénie paranoïde, il était devenu à ce point possessif et jaloux qu'il ne supportait pas qu'elle s'occupe de quelqu'un d'autre. Contrainte de le faire sortir, elle lui loua un meublé et continua cette prise en charge thérapeutique sentimentale qui se termina par une « psychodérapie ». Il fut hospitalisé dans un autre service.
Telle une épidémie, à la même époque, se déclarèrent quelques mariages soignant soigné. On compta également

un grand nombre d'infirmières qui s'affrontèrent pour épouser des internes, assouvissant ainsi un désir assez répandu parmi le personnel féminin des hôpitaux.

Ma collègue avait donc acquis un certain pouvoir dans l'équipe et possédait une assurance que beaucoup devaient secrètement lui envier. Elle parlait avec facilité, savait utiliser les mots justes, parvenait à convaincre et avait ce discernement, cette intuition qui lui permettaient de rapidement pointer chez l'autre les moindres faiblesses. Mais elle souffrait aussi du travers de tous ceux qui sont en analyse : cette tendance à devenir nombrilistes, pour ne pas dire solipsistes, et de tout voir à travers leur propre conscience, allant jusqu'à nier l'existence et la réalité du reste du monde. Avec une grande habileté, elle se servait de sa force de persuasion et elle utilisait toutes les armes possibles, celle de la séduction y comprise, alors qu'elle était dotée d'un physique des plus disgracieux. Si le médecin avait pris une décision qui ne lui convenait pas, elle allait le voir et, dans la minute qui suivait, il changeait d'avis. En toutes circonstances, elle savait qu'il serait de son côté.

Avec elle, je pouvais donc me sentir en parfaite sécurité. Et puis, malgré sa personnalité bien particulière, on s'entendait assez bien.

La malade, belle-sœur d'une chanteuse alors bien connue pour avoir la mémoire qui flanche, nous ouvrit sans problème. Cette petite femme rondelette d'environ quarante ans, maquillée à outrance, portait une robe de chambre couleur vermillon et, aux pieds, des pantoufles bien assorties, roses, surmontées d'un pompon rouge. Dans l'appartement régnait un désordre épouvantable. Des habits surtout, des chaussures et des objets divers jonchaient le sol. Mais cela ne semblait pas la gêner du tout. Elle virevoltait d'une pièce à l'autre, sans trop savoir ce qu'elle faisait, en déversant des flots de paroles incompréhensibles. Elle évoquait ses enfants, son ex-mari, sa famille, mais tout semblait complètement embrouillé dans sa tête. Et elle riait…

Selon son médecin, depuis quelque temps, elle ne dormait plus, partait en vadrouille jour et nuit, et surtout faisait des achats inconsidérés. On tenta d'engager une conversation avec elle, de lui expliquer pourquoi on était là. Mais elle semblait ne pas entendre et prêtait tout juste attention à notre présence.

Comme il fallait la ramener avec nous, on entreprit de mettre quelques vêtements dans un sac. Et en faisant le tour des placards, on découvrit, de-ci, de-là, beaucoup d'argent en billets. Il y en avait vraiment de partout, dans les tiroirs, entre les habits, et bien sûr dans l'endroit de prédilection, sous les matelas. En nous regardant faire, elle continuait de rire.
On récolta une somme importante que j'étais inquiet de devoir transporter. Je l'aurais volontiers laissée sur place dans un coin en le signalant de suite au retour. Mais ma collègue usa de son ancienneté et je dus m'incliner :

« Ce n'est pas prudent, d'autres personnes peuvent avoir la clé et venir pendant son absence ! », affirma-t-elle.

Elle n'avait sans doute pas tort. Nous rentrâmes, il faisait déjà nuit. À l'arrière de la voiture, la patiente, toujours en robe de chambre, parlait toute seule, riait beaucoup par moments et paraissait complètement en dehors de la réalité. Une fois devant l'entrée de l'hôpital, ma collègue s'adressa à moi :

« On fait moitié-moitié ? »

Un instant, je crus avoir mal compris ! Mais non, elle proposait que l'on se partage l'argent. J'ai refusé. Alors, elle insista et se montra très convaincante, utilisant vraiment tous ses atouts, tous ses pouvoirs, toute sa supériorité. J'aurais pu craquer. J'ai fini par lui dire : « Écoute, prends ta part si tu veux, moi, j'irai quand même déposer la mienne au coffre de la conciergerie. Je ne veux pas aller en prison pour si peu. Mais rassure-toi, je saurai me taire. »

Cette expérience me permit d'en conclure que, de toute évidence, l'analyse ne renforce pas les qualités morales ni le surmoi.

Quelques années plus tard, cette même collègue fit main basse sur les économies d'un patient dont elle détenait le livret d'épargne. Chaque mois, sa pension était retirée le jour même de son virement. L'affaire remonta jusqu'à la brigade financière. Elle aurait dû être sévèrement condamnée. Mais, comme le malade en question n'avait pas été mis sous tutelle, le médecin portait également une part de responsabilité. De toute façon, elle savait bien qu'il la protégerait. Il fit jouer ses relations. Il y eut un non-lieu.
Elle bénéficia d'une mutation sur un autre hôpital et put même négocier un poste de surveillante…

Cure de dégoût, piqûres chauffantes et Baclofène

Nous étions dans les années 1980. Jeannot arrivait dans le service le matin de bonne heure en compagnie de trois autres patients. Teint cireux, voire jaune, avec la couperose sur un visage un peu bouffi, les mains tremblantes, ils étaient facilement identifiables. On avait pris soin de questionner chacun sur ses préférences et sur ses consommations de vin, de bière, de whisky. Jeannot, lui, reconnaissait avoir un penchant pour le « p'tit blanc ».

Le traitement proposé était réservé aux hommes, surtout ceux qui avaient fait l'objet d'une obligation de soins, suite à des agitations en public. Les femmes aussi buvaient, mais elles le faisaient plus discrètement, souvent seules et en cachette.

Une chambre à quatre lits, aménagée dans la pièce d'ergothérapie, tout au fond du service, les accueillait.
Bien évidemment, ils avaient déjà consommé avant de venir, pour se donner du courage et pour moins trembler ! Qu'importe, ils prenaient devant nous leur cachet d'Espéral[7]. Et environ une demi-heure après, on leur offrait leur boisson préférée, en quantité suffisante. Tous les alcools étaient rangés dans le bureau de la surveillante. Alors l'infirmier désigné ce jour-là se changeait en cabaretier. Et il servait ses « clients » qui se retrouvaient autour d'une table avec leur verre et reprenaient leurs conversations de comptoir.
Mais ensuite, malheureusement, le « cadre bistrot » disparaissait. Les patients s'allongeaient sur leur lit, chacun muni d'un seau. Ils savaient à quoi ils devaient s'attendre.

Jeannot, lui, avait déjà fait une cure, alors il se permettait de donner des conseils avisés aux autres. Il revenait, suite à une période d'abstinence bien trop courte et à une reprise complètement incontrôlée de ses consommations. Mais c'était chaque fois pareil, comme s'il cherchait à rattraper son retard. Il revenait surtout parce que sa femme l'exigeait.
Quelques années auparavant, il avait essayé les « piqûres chauffantes » et en gardait un bon souvenir. Il en réclama souvent d'autres, mais plus aucun médecin ne voulait lui en prescrire. La technique avait été abandonnée, peut-être

[7] Espéral : médicament qui, associé à l'alcool, provoque un effet antabuse avec nausées, vomissements, accélération du rythme cardiaque, censé entraîner un dégoût et un arrêt de la consommation.

même au profit de l'Espéral. Le produit utilisé, le sulfate de magnésium, était un vieux médicament qui, depuis 1926, servait en obstétrique à prévenir les risques d'éclampsie[8] chez les femmes enceintes. On l'injectait en intraveineuse et le patient ressentait alors une sensation de chaleur et de bien-être dans tout son corps. Et, en plus d'apporter une relaxation complète, le sulfate de magnésium, en agissant sur les récepteurs du cerveau, faisait disparaître instantanément l'envie de boire et le terrible état de manque.
Alors, on pratiquait une injection chaque jour pendant la première semaine, ensuite on passait à trois la deuxième, puis à deux la suivante et une la quatrième. Le mois suivant, on changeait pour la forme orale, hélas, bien moins efficace. Mais, avantage indiscutable et reconnu par tous, il n'était pas nécessaire d'ajouter d'autres médicaments, tels que des anxiolytiques ou des antidépresseurs. Beaucoup de malades affirmaient avoir été bien aidés par ce traitement.

Avec l'Espéral, c'était nettement moins agréable ! Un quart d'heure après la prise, les participants se trouvaient pris de malaises. Leur visage devenait rouge écarlate. Ils ressentaient des maux de tête, une gêne respiratoire, une impression de chaleur intense dans tout le corps. Leur pouls s'accélérait, leur tension artérielle chutait et, souvent, ils présentaient des pics de température. Beaucoup vomissaient. Tous étaient très malades, au moins pendant deux heures et parfois même quatre. Comme il y avait un risque non négligeable de crise cardiaque et de mort, l'infirmier surveillait régulièrement toutes les constantes. Mais les voir rendre ainsi tripes et boyaux était tellement insoutenable que lui-même sentait son estomac se retourner.

---

[8] Éclampsie : crise convulsive due à l'hypertension chez la femme enceinte.

Et l'exercice se répétait, tous les jours, sauf le week-end où ils se contentaient d'avaler leur Espéral.
Ensuite, le médecin avisait si l'on continuait ou pas, après un interrogatoire du patient. Mais de toute façon, pendant quelques semaines, chacun devait venir prendre son cachet « ange gardien ».
On établissait ainsi une sorte d'accord sadomasochiste entre soignants et soigné, sous-tendu par un désir à peine dissimulé de punir ou d'être puni. On cherchait à créer un réflexe conditionné, une dissuasion, pour aider au maintien de l'abstinence.

L'alcool, à cette époque, n'était pas considéré réellement comme un produit dangereux, en tout cas, il n'avait rien à voir avec les autres substances que l'on appelait « drogues ». Pendant longtemps même, il s'apparenta à un médicament, il fortifiait.
« À lui seul, il est un remède, il nourrit le sang, réjouit l'estomac et amoindrit les chagrins et les soucis »[9], disait Pline l'Ancien.
Et on fabriqua aussi, depuis le Moyen Âge, un élixir réputé tout guérir : « l'eau-de-vie ».
Même à l'hôpital, on servait du vin et de la bière aux patients. L'alcoolisme n'était pas une maladie, mais une tare due à un manque de volonté.

Jeannot n'avait manifestement pas très envie de rester abstinent. Alors, comme il présentait déjà quelques signes d'une cirrhose débutante, le médecin demanda une hospitalisation en médecine générale. Il connaissait un service, réservé principalement aux personnes âgées, qui disposait d'une grande chambre, dissimulée dans ses annexes, destinée à recevoir les alcooliques. Mais seulement ceux qui souffraient d'une décompensation

---

[9] « Traité d'histoire naturelle », Pline l'Ancien, Gallimard, 2013.

hépatique au stade ultime, nécessitant des soins quotidiens. Ils arrivaient, tout essoufflés, avec leur gros ventre plein d'ascite, ce liquide jaune qui se répand dans le péritoine lorsque le foie est trop engorgé. On mesurait leur périmètre abdominal et on les pesait, pour savoir quelle quantité il fallait retirer lors de la ponction. Parfois, c'était plus de deux litres.
Un interne me montra comment diagnostiquer l'ascite : il fit allonger un malade sur le dos et, sur un côté de son ventre, frappa d'un coup sec avec le revers de la main. On vit alors distinctement une vague sous la peau se propulser jusqu'à l'autre côté.

Jeannot prit place dans cette chambre pour parfaire son sevrage. Et les aides-soignantes trouvèrent immédiatement des paroles d'encouragement adaptées :

« Oh, ça va lui passer l'envie de boire ! »

Effectivement, beaucoup de patients y mourraient régulièrement, la plupart du temps de rupture de varices œsophagiennes, une complication grave de la cirrhose.
Et cette semaine-là, deux, tout près de lui, passèrent de vie à trépas.
Un paravent était disposé pour cacher le spectacle du sang qui sortait en jet par la bouche et en grosse quantité. À cause de l'odeur, assez insoutenable, les soignants se tenaient à distance. Et le malade mourait seul, dans des souffrances abominables.

Après ce séjour, à visée dissuasive, Jeannot est retourné chez lui, sans pouvoir parvenir à stopper ses consommations.

Aujourd'hui, des dizaines d'années après, l'alcoolisme est considéré comme une maladie. Mais les thérapeutiques chimiques dont on dispose ne sont guère plus efficaces. En vain, on a cherché la panacée.

La croyance collective a des pouvoirs remarquables. L'exemple du baclofène, un myorelaxant, illustre bien ce phénomène. Médicament très peu connu, on lui découvrit des vertus cachées, soi-disant merveilleuses pour lutter contre la dépendance à l'alcool. Et sans attendre une AAM [10], il fut souvent prescrit à des doses toxiques, atteignant les 300 mg par jour. Mais on n'avait aucune raison de douter, car c'était un médecin, le Dr Ameisen, souffrant lui-même d'alcoolisme, qui l'avait testé avec succès. Il dévoila son expérience au grand public dans un livre intitulé : « Le dernier verre »[11].

Par la suite, on n'entendit que des louanges du baclofène, tous les patients le réclamèrent. Il fit l'objet d'un engouement quasiment addictif, avec ses adeptes et ses miraculés. Et la cause semblait tellement belle que, pour ses farouches défenseurs, chercher les preuves de son efficacité et de son innocuité passait presque pour de l'hérésie. La passion l'emporta sur la raison scientifique au point de rendre fous même nos médecins. Pris dans une forme de paranoïa, certains dénoncèrent à demi-mot un complot, un crime commis par les responsables qui ne l'autorisaient pas encore. Ils parlaient d'une sorte de « médiator à l'envers ». Or, depuis, les études n'ont pas réussi à démontrer un quelconque avantage thérapeutique par rapport au placébo. Seule la réputation acquise par le médicament lui avait offert, pendant quelque temps, sa puissance curative.

En plus de l'Espéral, j'ai aussi distribué de l'Aotal, dès 1987. Il était inclus systématiquement dans les traitements de tous ceux qui buvaient un peu trop, sans apporter d'amélioration notable. Il entraînait des démangeaisons et

---

[10] AMM : Autorisation de mise sur le marché délivrée par l'ANSM, Agence nationale de sécurité du médicament et des produits de santé.

[11] « Le dernier verre », Olivier Ameisen, éditions Denoël, 2008.

on ne devait théoriquement pas le prescrire en cas d'atteinte hépatique importante, ce qui était malheureusement le cas de la plupart de nos malades.

En 2005 apparut le Revia, avec, lui aussi, une liste interminable d'effets secondaires similaires à ceux de l'Espéral : nausées, vomissements, troubles cardiaques, hépatites.
Sélincro, en 2013, devint la nouvelle pilule de l'espoir. Alcover, sous son autre nom moins élogieux de GHB ou drogue du violeur, lui succéda en 2014. Et puis il y eut Zophren, Epitomax…
Tous ces médicaments furent plébiscités à un moment donné, tous connurent leur heure de gloire. Il s'agit d'un marché intéressant pour les laboratoires avec six millions de buveurs excessifs, deux millions d'alcooliques dépendants et un début de consommation de plus en plus précoce, selon les chiffres de Santé publique France.

Malheureusement, l'addiction à l'alcool ne se réduit pas, comme le pensait le Dr Ameisen, à un simple phénomène physiologique pouvant se traiter et guérir uniquement avec une molécule chimique. L'abstinence, pour un sujet dépendant, exige avant tout un énorme travail sur soi. Aucun médicament ni aucune thérapie comportementale ne peuvent le remplacer. Le rôle du soignant et de l'entourage, dans la prise de conscience par le malade et dans l'aide qu'ils peuvent lui apporter, est déterminant. Et c'est bien essentiellement la parole qui reste porteuse du soin.

Le priapisme en psychiatrie

Il avait trente ans environ et était assez fier de lui, surtout de son physique dont il soignait l'apparence. Comme tout cycliste qui se respecte, il s'épilait et s'huilait généreusement tout le corps. Pour qu'on l'admire, il restait volontiers en short, le torse découvert.

Si, pour lui cela ne représentait qu'un détail, il était quand même arrivé à l'hôpital en placement d'office, suite à des violences envers sa femme et les forces de l'ordre. Et, déjà connu pour de tels actes, il y avait des chances pour que le juge se montre beaucoup moins clément lorsqu'il reprendrait son dossier. Mais cette réalité-là ne semblait pas l'affecter. De même qu'il s'accommodait parfaitement de l'interdiction de quitter sa chambre et d'avoir des visites.
Il organisait ses journées en les rendant aussi trépidantes que possible. Faire ses soins à l'aide de crèmes, de baumes ou de gels réparateurs l'occupait presque toute la matinée. Puis il mettait de l'ordre dans ses papiers et rédigeait des courriers en usant une quantité incroyable de feuilles et d'enveloppes. Tous les jours, on lui postait de nombreuses lettres adressées à des gens importants, directeurs, commissaires, avocats, huissiers, etc. Il notait nos noms et nous assurait de pouvoir intervenir en « haut lieu » afin de nous faire bénéficier d'avancements ou d'augmentations. Bien que n'en comprenant pas la nécessité, il prenait son traitement sans trop rechigner, mais n'appréciait pas du tout le médecin prescripteur et ne se cachait pas pour le dire.

Drôle de personnage qui tentait, un peu désespérément, de garder la maîtrise sur tout ce qui lui arrivait. On le sentait tendu, stressé, capable d'exploser d'un coup ! C'est d'ailleurs ce qui s'est passé, pour une raison aussi futile que l'oubli d'un de ses médicaments, sans doute involontaire. Mais lorsque l'infirmière présente lui en fit la remarque, il la frappa sans pouvoir se retenir.

Il s'est donc retrouvé contenu sur son lit. Cette pratique, qui était excessivement rare à cette époque, nous obligea à demander des attaches dans un autre hôpital.
Mais, même dans ces conditions, il ne lâchait rien de sa superbe. Il continuait à faire le beau, à se croire supérieur, comme s'il était au-dessus de tout cela. Le médecin donna comme consigne de le laisser le plus longtemps possible seul dans sa chambre, de ne pas répondre à ses appels, de l'ignorer, pour le faire déprimer un peu et l'obliger à descendre de son piédestal. Il avait les mains et les pieds attachés, il allait bien trouver autre chose pour se manifester !
Et il déclara donc une crise de priapisme[12]. Cet évènement, pour le moins insolite, excita les curiosités. Infirmiers, médecins, internes ou externes furent nombreux à défiler pour aller s'en rendre compte. Il avait réussi à avoir du monde autour de lui et il y prenait réellement un certain plaisir.

On connaît assez mal les mécanismes et les causes du priapisme. Il y en a tant. Chez notre sujet, la pratique intensive du vélo avait certainement joué. Mais la chose arrivait tellement à point nommé qu'on ne pouvait douter d'une large participation psychique.
Dans le priapisme s'exprime un désir de puissance virile dans lequel le sexe pourrait être vu de plus longue taille qu'il ne l'est réellement. Il est curieux d'ailleurs de remarquer que les hommes de pouvoir ont souvent un appétit charnel démesuré, comme s'ils confondaient la capacité à gouverner avec leurs exploits de mâles. Henri IV, le roi aux soixante-quinze maîtresses, surnommé le « vert galant », vénérait le priapisme et crut jusqu'à cinquante ans que c'était « un os ». Félix Faure, qui a voulu vivre César,

[12] Priapisme : érection persistante et douloureuse non accompagnée de désir sexuel.

est mort Pompée au cours d'une énième fellation réalisée par sa dulcinée. Exception qui confirme la règle, Hitler, quant à lui, a souffert de ne pas pouvoir faire « führer » au lit avec son micropénis de sept centimètres en pleine action. La chronique actuelle n'a pas fini de décrire la folie sexuelle des hommes politiques, et, plus récemment, celle, bien diabolique, de ceux d'Église. Le sexe représente le potentiel générateur, symbole de la continuité, de la force de vie, de la puissance et de la gloire, presque l'immortalité…

Sauf qu'après un certain laps de temps, le priapisme devient douloureux. Et notre patient qui continuait à exhiber son « baculum » sans aucune pudeur, ne s'y attendait pas ! Le plaisir tourna au drame, et rien que le poids du drap lui parut insupportable. Le médecin ne manqua pas de lui annoncer à ce moment-là précisément que le priapisme est une réelle urgence chirurgicale. Si l'on n'intervient pas dans les quatre heures, il y a un risque d'impuissance irréversible. On se risqua à essayer les glaçons, qui lui tirèrent d'abominables cris de douleurs, en restant inefficaces sur l'érection. Il fallut donc l'emmener aux urgences et l'accompagner, étant donné son placement.

Il partit sur son brancard avec le drap en toile de tente qui battait la mesure en suivant son rythme cardiaque. Il fut observé encore maintes fois par tout un panel de médecins, chirurgiens, etc. Mais maintenant, il n'y prenait plus aucun plaisir et il implorait qu'on le délivre le plus vite possible.

L'intervention eut lieu dans la soirée. Il en ressortit méconnaissable, physiquement et moralement effondré. Ce n'était plus le même, étant tombé d'un coup de la certitude dans le doute, il pleurait comme un petit enfant. Avec la ponction de la verge, son « hypertrophie du moi » s'était dégonflée. Le geste chirurgical avait bien marché !

Le terme priapisme dérive du nom du dieu grec Priape, né de l'union d'Aphrodite, déesse de la beauté et fille de Zeus, et de Dionysos, dieu du vin. Selon la mythologie, lorsque Héra, épouse de Zeus, apprit la grossesse de sa mère, elle maudit l'enfant qui se trouvait dans son ventre, de sorte que le garçon naquit avec des organes génitaux surdimensionnés. Rejeté par Aphrodite du fait de sa monstrueuse difformité, Priape fut élevé par des bergers. Ceux-ci remarquèrent alors que, dans son voisinage, les fleurs se mettaient à éclore et les animaux copulaient furieusement. Il devint donc dieu de la fertilité et son phallus géant, un symbole de puissance.
Au XVIe siècle, Ambroise Paré (1510-1590) définit le priapisme comme « une tension du membre viril sans aucun appétit charnel et sans effusion de semence ».

Le professeur de mathématiques et l'attentat du petit Clamart

Grand et plutôt maigre, cet ancien professeur de soixante ans avait fait l'objet d'un signalement à la psychiatrie par le syndicat de copropriété de son immeuble. Son comportement devenait de plus en plus étrange et inquiétant et les voisins craignaient pour leur sécurité. Ce n'était pas de lui vraiment dont ils avaient peur, mais de ce qu'il était capable de faire, notamment avec le gaz. Alors, je suis parti lui rendre visite en compagnie d'une nouvelle assistante sociale qui venait de s'enfuir d'un service de médecine générale. Pendant plusieurs années, son travail s'était limité à placer le plus vite possible des personnes âgées devenues dépendantes en maison de retraite. Bras armé du contrôle social, son rôle ne consistait finalement qu'à permettre au système de continuer à exclure. Et elle ne supportait plus.

D'un dévouement sans limite, d'une grande énergie et très engagée dans l'humanitaire, elle restait convaincue qu'il était possible d'apporter du bonheur aux gens et de redonner une place à ceux qui étaient différents, blessés ou exclus. Pour accomplir une telle mission, elle ne pouvait pas mieux trouver que la psychiatrie !
Il fallait juste qu'on puisse avoir le temps de s'habituer à ses flots de paroles et à ses particularités.
Elle portait des sandales, été comme hiver, et des vêtements délavés, usés, véritables guenilles, qui empestaient fort le patchouli. Mais le plus insupportable chez elle, c'était, je crois, cette âme de bonne sœur dévote qui la poussait sans cesse à s'apitoyer sur les histoires de vie douloureuse de nos patients.
Selon certains de mes collègues, mieux informés que moi, elle était la fille cachée de l'abbé Pierre et de mère Teresa.

Notre trajet en voiture nous amena devant un immeuble cossu qui donnait sur une avenue bourgeoise. Après maintes vérifications, en nous parlant à travers la porte pour savoir qui on était, ce qu'on lui voulait et qui nous envoyait, le patient a finalement accepté de tourner les verrous. La porte d'entrée s'entrebâilla à peine. Elle ne pouvait pas s'ouvrir en grand, parce que tout l'appartement était envahi du sol au plafond par du courrier, des journaux et des prospectus entassés certainement depuis des années. Ceux situés près du sol, plus vieux, avaient davantage jauni. Et il ne restait qu'un étroit passage pour aller de pièce en pièce. On s'aperçut alors que chaque journal, chaque lettre et chaque annonce publicitaire avait reçu, dans les marges, des annotations minuscules au crayon à papier, rédigées d'une écriture en pattes de mouche.

Entre le plafond et toute cette paperasse empilée, il restait encore un peu de place pour les araignées et quelques malheureuses suspensions qui avaient bien du mal à éclairer. Dans la chambre d'ailleurs, il n'y avait pas de lumière, car l'ampoule à changer demeurait inaccessible. Par précaution, le patient se déplaçait toujours muni de sa lampe de poche :

« C'est un outil précieux et très utile », nous dit-il.

Dans la cuisine, la pièce la moins envahie, des sacs poubelles bien ficelés attendaient, prêts à être descendus rapidement. Et la fenêtre était la seule de l'appartement qui devait pouvoir s'ouvrir. Devant la gazinière et l'évier, une étroite place restait libre.
Très mal aéré, l'endroit sentait le renfermé et le vieux papier. Au sol, le carrelage avait disparu sous la couche de crasse incrustée. Mais il n'y avait pas d'odeurs nauséabondes, et, sur lui, le patient semblait à peu près propre.

Dans le salon, émergeant difficilement au milieu de ce fatras peu académique, j'aperçus les touches d'un piano. Et le clavier était libre, dépoussiéré, et devait donc servir, ainsi que le tabouret qui allait avec, seul siège disponible de tout logement. Le patient se précipita aussitôt pour s'y asseoir, dans une réaction presque défensive, nous laissant comprendre qu'il n'accordait à personne autre que lui un tel privilège. Nous sommes donc restés debout à ses côtés et on lui expliqua une nouvelle fois ce que l'on venait faire, qui avait demandé à ce que l'on passe le voir. Se sentant un peu plus rassuré, il se mit à nous raconter tous les ennuis qu'il devait supporter.
Depuis combien de temps n'avait-il pas eu de conversation avec quelqu'un ? On l'écoutait et il en profita. En réalité, selon lui, tout remontait à l'attentat du petit Clamart dont il avait été le malheureux témoin.

Il nous relata cet évènement avec précision et sur un ton très professoral :

C'était le 22 août 1962 et le général de Gaulle, sa femme et des accompagnants roulaient à bord de la DS présidentielle. Arrivés près du carrefour du petit Clamart, ils essuyèrent des tirs nourris d'armes automatiques. La carrosserie de la voiture reçut plusieurs impacts et un des pneus éclata. Ce fut un vrai miracle s'il n'y eut ni mort ni blessé. Le commando d'attaque était mené par un certain Bastien Thiry, membre de l'OAS (organisation armée secrète) qui, après son arrestation et un rapide jugement, passa au peloton d'exécution au fort d'Ivry le 11 mars 1963.
Il nous expliqua aussi ce qu'était l'OAS, une branche secrète de l'armée qui luttait pour conserver l'Algérie française au moment où de Gaulle proposait à cette colonie un référendum d'autodétermination. Dans les faits historiques rapportés, tout semblait bien exact.
Mais, à partir du moment où lui s'est inclus dans le récit, le délire est apparu.
Car il était présent ce jour-là sur le carrefour, il a tout vu en détail et depuis, même vingt ans après, il est menacé de mort en permanence. Les voisins l'épient, il a remarqué des gens dans la rue qui le suivent. On l'a bien reconnu et on a peur qu'il parle, évidemment. Parce qu'il y avait d'autres personnes dans le fameux commando et tous n'ont pas été arrêtés. L'OAS le surveille. Il est obligé de se méfier lorsqu'il fait ses courses, il y a des magasins où il ne peut pas se servir, car on cherche à l'empoisonner. Le réseau est très organisé, le pharmacien étant aussi de mèche avec eux, il ne peut même plus aller s'acheter de l'aspirine.

Et il rajouta que son ex-femme et ses enfants avaient dû se résoudre à l'abandonner, pour toutes ces raisons, pour fuir le danger. Et lui fut contraint d'arrêter d'enseigner les mathématiques, parce que, dans les lycées et les collèges, il y avait aussi des membres de l'OAS qui lui mettaient des bâtons dans les roues. Maintenant, il évitait d'écouter la radio et ne possédait pas la télé, car, par les ondes, on

pouvait tout à fait surveiller quelqu'un à distance. Il devait éplucher scrupuleusement tout son courrier et tous les « documents » qu'on déposait dans sa boîte aux lettres, et cela lui prenait un temps considérable. Alors, il y portait les annotations nécessaires pour corriger, et parfois il retournait le courrier à l'expéditeur. Quant au syndic et aux voisins, il refusait de leur ouvrir, comme au facteur et aux employés du gaz d'ailleurs, qui n'étaient que de faux employés.
On réalisait ainsi que toute sa vie s'était construite autour de ce délire qui, depuis de longues années certainement, s'enrichissait en permanence dans sa tête.

Bien qu'encore méfiant et toujours sur ses gardes, il semblait quand même beaucoup plus détendu que lors de notre arrivée. Le fait de s'être confié l'avait soulagé. Et il voulait bien de notre aide, si toutefois on pouvait faire quelque chose pour lui, car tout seul, il n'y arrivait plus. Il avoua avoir très peur. On lui proposa de l'accompagner dans toutes les démarches nécessaires et surtout de rencontrer le syndic pour tenter de calmer les voisins. Il accepta.
Avant de partir, je tentais d'appuyer sur quelques touches du piano, mais le son était presque inaudible, à cause des tonnes de papiers qui l'entouraient. Au moins, il ne risquait pas de gêner les autres par sa musique !

Le médecin du service prescrivit un traitement injectable à base de neuroleptiques, à effectuer au domicile du malade pour traiter le délire. Et la fille de l'abbé Pierre, de son côté, put avoir quelques renseignements par la mutuelle des enseignants. La femme de notre patient avait fini par obtenir le divorce, à cause de la folie de son mari, et ceci, après des années de séparation. Elle vivait toujours sur Paris ainsi que ses deux fils, mais ils ne souhaitaient absolument pas renouer des contacts. Il avait réellement été professeur de mathématiques dans la capitale pendant un certain temps, puis dans d'autres lycées de province après des mutations. Et finalement, reconnu inapte, on l'avait mis en invalidité. Maintenant, il touchait une retraite.

Le syndic de l'immeuble exigea que l'on procède à un nettoyage complet de l'appartement. Et notre dévouée assistante s'engagea à ce qu'on le fasse par nous-mêmes. Elle voulait tout remettre en ordre et faire place nette. On a donc passé plusieurs journées à évacuer des quantités de papiers sous l'œil dubitatif du professeur. Il n'était pas content, cela l'angoissait terriblement de voir partir ses précieux documents, ces preuves qu'il avait patiemment accumulées. C'était comme si on lui enlevait une partie de lui, un morceau de sa vie. Le centre de recyclage nous en donna cinquante centimes au kilogramme. Après avoir fait un nombre considérable de voyages avec la voiture du service, on eut de quoi se payer un petit repas au restaurant en compagnie du patient, ce qu'il apprécia.
Mais visiblement, à lui imposer autant de chamboulements, on lui faisait du mal. Il fallut aussi parlementer assez durement avec lui pour qu'il accepte les injections mensuelles. Il payait cher la confiance qu'il avait mise en nous.
Sans compter que, dans le même temps, sœur Patchouli demanda une mise sous tutelle.

Après l'évacuation des papiers, on fit passer une entreprise de désinsectisation. Son intérieur était maintenant complètement aseptisé, il n'y avait plus de trace de délire. On jugea aussi qu'il lui fallait des habits neufs. Alors, il céda encore sur ce point et accepta un costume sur mesure, mais confectionné par un tailleur arménien qu'il connaissait.

Quelques jours plus tard, les voisins de l'appartement du dessous se plaignirent que des auréoles, signes d'infiltration d'eau, apparaissaient sur leur plafond. Lors d'une de mes visites chez le professeur, je me mis à la recherche d'une éventuelle fuite. Et je constatais que, sous l'évier de la cuisine, il manquait la bonde d'évacuation. Le patient avait donc disposé un seau. Le sol était mouillé, mais lui m'assurait qu'il n'y était pour rien, que ça devait être un coup monté.

« Vous voyez bien, ça ne peut pas être moi, moi je recueille l'eau dans le seau », me dit-il.

« D'accord, mais quand le seau est plein, qu'est-ce que vous en faites ? »

« Eh bien, je le vide, bien entendu ! »

Le problème, c'était qu'il le vidait dans l'évier !

Il maugréa, mes questions et mon inspection l'avaient irrité. Lui, de toute façon, ne s'embarrassait pas de ces basses contingences matérielles. D'autres soucis bien plus importants occupaient son esprit. Et tant pis pour les voisins.

Sœur Patchouli fit passer au plus vite un plombier. On en profita aussi pour remplacer les ampoules électriques défectueuses. Maintenant, tout était propre et bien rangé, il allait pouvoir couler des jours heureux dans son petit appartement.
Avec nos bonnes intentions, on avait décidé à sa place de ce qui était bon pour lui, mais cela ne lui convenait pas. Et il ne supportait pas non plus de ne plus pouvoir retirer son argent comme il l'entendait et de devoir rendre des comptes. Et à une tutrice en plus, qu'il ne connaissait pas et qui s'autorisait à tout gérer à sa place ! L'organisation secrète était encore là.

La seule chose qu'il apprécia vraiment fut d'aller chercher son beau costume, qu'il ne quitta plus d'ailleurs.

Le traitement semblait amener une petite amélioration, le délire était moins visible, moins bruyant peut-être, bien que toujours présent. Le médecin jugea qu'une augmentation se justifiait. Alors, on ajouta deux ampoules. Mais il fallut encore parlementer, car, à chaque fois, il les comptait. À la forcée, comme pour le reste, il se résigna et accepta.
Nous lui rendions toujours des visites régulièrement. Mais je le trouvais triste, ralenti et surtout moins vivant. Il avait refermé le piano. Et il attendait que l'on reparte, sans rien dire. Comme certains malades parfois, il s'efforçait de donner de lui une apparence de normalité pour qu'on le laisse tranquille.

Il devint de plus en plus difficile de se faire ouvrir la porte. Des paperasses diverses recommençaient à s'accumuler. Et, plus inquiétant, on constatait que son frigo était vide à chacun de nos passages. Les voisins, pendant ce temps, faisaient le forcing auprès du syndic pour se débarrasser de lui. Dans cet immeuble de standing, au milieu de gens bien adaptés et assurément sains d'esprit, il faisait tache.

Alors, on l'hospitalisa, en lui disant que c'était juste le temps d'un équilibrage de traitement. En réalité, on prévoyait bien de liquider l'appartement et de l'envoyer en maison de retraite. Sœur Patchouli, qui avait ressorti sa longue liste, était déjà sur le coup.

Finalement, avec nos certitudes de soignants, persuadés que ce serait bénéfique pour lui, comme on a vidé son appartement, on l'a dépossédé de son délire. On a procédé à un nettoyage par le vide. Mais ses tas de papiers, son désordre représentaient tout le mal que ses ennemis lui faisaient. Il évacuait sa souffrance ainsi. Comme la fièvre, le délire est bien une tentative de guérison.
Il s'est retrouvé face au vide, face à ses douleurs. Ainsi, le remède a peut-être été pire que le mal.
Il s'est jeté d'un pont, avec son beau costume tout neuf

Changer de sexe en 1980

Jacques, un médecin ophtalmologue, avait accepté de faire quelques vacations à l'hôpital psychiatrique. Et nous appréciions beaucoup de ne pas avoir à accompagner nos malades malvoyants dans des cabinets en ville où, en général, non seulement ils dérangeaient la clientèle, mais, en plus, ils déroutaient complètement le spécialiste par leur comportement, leurs réflexions et parfois leur agressivité.

Mais Jacques n'était pas un médecin comme les autres.
Il savait accueillir, prendre le temps nécessaire pour que le patient s'habitue à lui et puisse avoir confiance. Il le laissait parler, l'écoutait décrire ses problèmes, et pas seulement de vue. Et puis, il expliquait l'utilité des instruments, les différentes mesures auxquelles il devait procéder pour pouvoir ensuite fabriquer de belles lunettes. Doté d'une grande sensibilité, il attirait naturellement, surtout ceux qui souffraient. Ainsi, sans aucune formation psy, il parvenait de suite à créer une relation thérapeutique et, finalement ne soignait pas que les yeux.
Nous, infirmiers et infirmières, étions aussi très à l'aise avec lui. Nous ne ressentions pas cette barrière du grade, du savoir ou de l'autorité qui permet à de nombreux médecins d'affirmer leur supériorité.
Il s'intéressait à notre travail, le trouvait bien plus difficile à effectuer que le sien :
« Quand on plonge un peu dans le mal de vivre des autres, on réalise que leurs problèmes physiques ne sont pas les plus compliqués à traiter », disait-il.

Mais Jacques n'était pas quelqu'un comme les autres.
Enfant, il n'avait pas vraiment ressenti de signes particuliers. Il ne portait pas les robes de sa mère en cachette, ne jouait pas non plus avec les poupées. Né garçon, il faisait ce que l'on attendait de lui. Mais, malgré

ses efforts, il ne correspondait pas à l'image masculine classique.
Au moment de l'adolescence, ses premières aventures de séduction se soldèrent par des échecs. Il ne trouvait pas sa place et son corps s'entêtait à évoluer dans une direction qu'il ne se souhaitait pas. Il enviait les filles autour de lui, recherchait leur présence, s'intéressait à leurs préoccupations, mais il ne parvenait pas à entrer dans leur groupe sans se sentir comme un intrus. Même s'il restait un ami, parmi elles, beaucoup le considéraient comme un garçon un peu à part. Il en était presque jaloux, parce qu'elles avaient le droit de porter des couleurs, des bijoux, d'être émotionnelles, expressives et belles. Lui, sa mère l'habillait tristement dans des vêtements mal taillés.
Seul dans son lit, il s'imaginait souvent une autre vie, sans trop savoir laquelle, mais il n'était pas bien dans la sienne.

Et quelque chose transparaissait, dans sa façon de marcher, de parler. Les autres s'en rendaient compte. Le bruit courut qu'il était gay. Il l'a cru assez longtemps et en avait très peur. À cette époque-là, les questions de transidentité n'existaient pas et les déviances, comme l'homosexualité, signaient un problème psychiatrique, du même ordre que la schizophrénie ou la dépression. Pour certains médecins, il s'agissait d'une maladie héréditaire. Même Freud et Dolto la condamnèrent en la rangeant parmi les comportements pervers. Il fallut attendre 1992, pour qu'elle ne soit plus assimilée à une pathologie. Mais l'idée reste toujours présente.

Jacques se résigna et se maria en s'efforçant de réprimer vraiment qui il était. Et il parvint à organiser une relation à peu près satisfaisante et durable avec sa femme qui lui donna un enfant. Mais au fond de lui, le mal-être continuait, son corps le dégoûtait de plus en plus. Pour tenir, il apprit à faire avec, à se construire une sorte de vie en parallèle. Il s'obligea même à porter la barbe.

Puis, un jour, il prit la décision de ne plus faire illusion et de ne plus se mentir. Il lui fallait avancer dans les impasses les plus secrètes de son histoire personnelle pour parvenir enfin à se reconnaître lui-même. Il l'annonça à sa famille. Tous furent bouleversés. Sa femme vécut cela comme un véritable tsunami. D'un coup, il n'était plus le même. Elle pleura beaucoup, choquée, anxieuse, se sentant responsable de n'avoir pas vu ou d'avoir refusé de voir. Elle l'avait laissé souffrir dans son coin. Mais il ne lui en voulait pas.

« C'était refoulé. Mal dans mon corps, avant de pouvoir en parler, je devais l'accepter », lui disait-il.

Ses parents, eux aussi, se trouvèrent désemparés. Longtemps, ils s'étaient caché la réalité. Ce garçon aux allures efféminées, qui, même adulte, conservait des attitudes parfois puériles, inadaptées, avait sans doute mal grandi. Et ils s'en accusèrent en pensant à un défaut d'éducation. Des identifications maternelles trop prégnantes expliquaient peut-être sa sensibilité excessive et sa capacité à s'apitoyer trop facilement, inévitables signes de faiblesse chez un homme. S'ils redoutaient le jugement impitoyable qui allait s'abattre sur leur famille, ils étaient loin d'imaginer à quel point lui pouvait vivre un véritable calvaire.
Son fils, sans doute encore trop jeune pour comprendre, ne parut pas contrarié. Pour lui, l'important c'était que papa et maman continuent de s'aimer.

Au bout de quelque temps, il révéla à ses proches qu'il voulait aller plus loin, faire une vraie transformation. Il ne supportait plus cette vie divisée en deux. Au travail, il était encore un homme et s'habillait en fonction, et chez lui, il avait le droit d'être femme.

Le traitement hormonal serait long et difficile. En tant que médecin, il le savait bien, une montagne de défis l'attendait. Peu à peu, les œstrogènes firent pousser les seins, provoquèrent une atrophie testiculaire, une nette baisse de la fonction érectile qui devait conduire à une stérilité définitive. Ils modifièrent sa voix, son visage et lui donnèrent une silhouette plus féminine. Et lui, déjà très sensible, vit son émotivité se développer encore davantage. Il pleurait beaucoup et se sentait souvent déprimé.
Le changement s'opéra progressivement dans son corps et dans sa tête et il en accepta toutes les conséquences. Des thromboses veineuses, des crises cardiaques pouvaient survenir, ainsi que des cancers. Le sujet reste encore mal documenté. Mais ces possibles effets secondaires du traitement font qu'une personne en bonne santé physique risque de tomber gravement malade et de mettre sa vie en danger. Et certains praticiens réfractaires affirment que, pour une simple question de ressenti dans son corps, le bénéfice est discutable. Ils sont à ce sujet largement soutenus par l'Ordre des médecins, lequel a longtemps fait barrage à la contraception, à l'avortement et est aussi arrivé à réduire à néant toute discussion sur la législation de l'euthanasie. Dernièrement, il a sanctionné des généralistes, des endocrinologues ou des psychiatres, jugeant qu'ils s'étaient trop impliqués dans des processus de transition de genre. Mais comment peut-il s'arroger le droit de décider, à la place de ceux qui souffrent d'être nés dans le mauvais corps, de leur sexe, de leur identité ?

Jacques comprit assez vite que la transition ne réglerait pas tout. Elle n'était en rien une solution magique. Les idées noires, les pensées suicidaires persistaient. Il ne suffisait pas de changer sa manière de paraître pour se sentir mieux. Le membre fantôme continuait d'exister, là aussi. Parfois, il doutait, n'avait-il pas commis une erreur ? De nombreuses personnes, dans la même situation que lui, se posaient des questions sur qui ils étaient vraiment, mais sans oser aller plus loin.

Sa femme commença une psychothérapie. Elle comprit qu'elle avait sans doute conscience des problèmes de son mari depuis longtemps, sans pouvoir l'admettre, par respect ou par peur d'aborder le sujet avec lui. Mais pas une seconde, elle ne songea à le quitter ; elle l'acceptait comme il était, avec cette féminité libérée bien particulière, faite de douceur, de sensibilité tant dans l'intimité que dans sa façon d'être tous les jours, en permanence attentif aux gens autour de lui.
Et tous deux trouvèrent un nouvel équilibre, séparément d'abord, puis ensemble. Elle s'habitua plus vite qu'elle ne le pensait à voir l'autre côté de l'armoire se remplir de lingerie fine, parce que le X qu'elle aimait demeurait. Elle était tombée amoureuse de la personne bien plus que de son physique.

Il arrêta son travail le temps nécessaire, pour revenir ensuite sous le prénom de Jackie et reprendre son poste, prêt à encaisser l'inévitable onde de choc qui allait se produire.
Les patients ne cachèrent pas leur surprise et posèrent des tas de questions. Mais ils s'adaptèrent très vite à la situation, car leur médecin avait conservé sa bienveillance et sa sympathie. Ils trouvaient même qu'elle était devenue une belle femme et quelques-uns se sentaient déjà attirés.
Le changement suscita beaucoup plus de peurs et de rejet chez les soignants. Embarrassés, ils se contentaient souvent de dire l'ophtalmologue, pour éviter d'avoir à choisir entre elle ou lui. Enfermés dans leurs représentations hétéronormatives, ils s'accrochaient aux vieilles théories qui voyaient dans la non-distinction un symptôme psychiatrique. Ainsi des individus resteraient bloqués à un stade infantile du développement sans être capables

d'atteindre la phase adulte de détermination sexuelle. Ils souffriraient donc d'immaturité.
Dans leur grande majorité, les psys n'étaient pas aussi larges d'esprit et tolérants qu'on aurait pu l'imaginer !
Au cours de la première moitié du XXe siècle, ils mirent au point des « thérapies de réorientation sexuelle réparatrices » utilisant la lobotomie, la sismothérapie, et ensuite des « techniques aversives » inspirées des théories pavloviennes, avec des chocs électriques sur les mains, les mollets, sans oublier les organes génitaux. Et certains restèrent longtemps convaincus de leur efficacité. Il fallut attendre la loi N° 2022-92 du 31 janvier 2022[13] pour que de telles pratiques soient enfin condamnées.
Mais on trouve toujours des soignants prétendant pouvoir guérir les « erreurs d'orientation sexuelle ». Et dans plus de quatre-vingts pays, il est encore illégal d'être gay, lesbienne, bisexuel, transsexuel. Parfois, l'homosexualité est punie de la peine de mort. On se rappelle les débats houleux sur le « mariage pour tous » ou le PACS et les déferlements de propos haineux chez les parlementaires parmi lesquels siégeaient de nombreux médecins.
En 1980, ceux nés dans le mauvais corps, comme Jackie, qui souhaitaient faire une transition, devaient s'astreindre à subir les indispensables et difficiles entretiens avec des psychiatres. Et espérer que ces derniers, sur la base de critères bien subjectifs, puissent conclure qu'ils souffraient bien d'un trouble mental afin de leur délivrer la fameuse ALD 23[14], seul moyen d'accéder aux traitements et aux interventions.
En 2010, sous la pression des associations, le transsexualisme fut enfin retiré de la liste des pathologies

---

[13] https://www.legifrance.gouv.fr/eli/loi/2022/1/31/ECHX2127873L/jo/texte

[14] L'ALD 23 regroupait les affections psychiatriques de longues durées dans lesquelles on avait rangé le transsexualisme.

psychiatriques. Et l'ALD 23 fut renommée ALD 31[15]. Mais n'étant plus considérée comme une maladie, elle risquait de ne plus donner droit à une prise en charge par la Sécurité sociale. En effet, pourquoi rembourser des traitements coûteux à des personnes qui ne souffrent de rien ?

Le suivi imposé par les psychiatres pouvait durer jusqu'à deux ans, avant qu'ils ne délivrent le certificat donnant le feu vert à l'endocrinologue. Et durant ce laps de temps, la personne devait faire l'effort mentalement de vivre dans son nouveau sexe, de s'imprégner de son nouveau genre, sans rien changer à son physique.
De toute façon, même bien maquillé et vêtu de ses plus belles robes ou jupes, tout le monde voyait bien que Jackie n'était qu'un homme déguisé en femme !
Elle décida de partir à l'étranger pour obtenir une hormonothérapie et osa ensuite revenir affronter ceux qui pensaient savoir mieux qu'elle ce qu'elle devait faire de son corps.

Il n'y a pas d'étude en France permettant d'estimer le nombre de personnes transgenres. Le sujet reste tabou. Les associations avancent le chiffre de 15 000. Selon la CNAM[16], 8952 étaient titulaires d'une ALD 31 en 2020. Et l'article du 08/04/2019 du Huffington Post, rédigé par Céline Audebeau[17], annonce que seulement cent cinquante, chaque année, pourraient bénéficier de la chirurgie.
Notre système de santé "hypermédicalisé" continue d'évoquer des causes biologiques, génétiques… Alors que

---

[15] L'ALD 31 regroupe des affections longues durées, hors liste, non psychiatriques,
qui nécessitent une thérapeutique coûteuse.

[16] CNAM : Caisse nationale d'assurance maladie

[17] Céline Audebeau, journaliste, raconte sa propre expérience pour changer de sexe dans son livre « Du masculin au féminin, mon parcours singulier » éditions Kawa, 2019

le problème du transsexuel, c'est d'abord sa souffrance mentale, qu'il supporte depuis sa petite enfance. Il se retrouve stigmatisé, comme s'il avait attrapé une maladie rare, honteuse, incurable. Il dérange, dans notre société qui a désespérément besoin de repères fixes, il sème le désordre dans le ballet rose et bleu toujours bien orchestré chaque jour. On rêverait peut-être d'avoir des enfants parfaits, des anges sans sexualité, qui deviendraient des adultes adaptés, normés, bien lisses et obéissants.

Arrivée des gestionnaires et apparition de l'hôpital « entreprise » : années 1990

En France, le projet de sectorisation représenta une période charnière dans l'histoire de la psychiatrie, depuis la fin des années 1960 jusqu'au début des années 1990. Il s'agissait de mettre en place des moyens et des structures de soins à l'extérieur de l'hôpital pour aller au-devant des pathologies, pour les dépister et les traiter dans les lieux mêmes de leur éclosion, en évitant le plus possible de séparer le malade de sa famille et de son entourage. Des foyers, des hôpitaux de jour, des dispensaires, des ateliers protégés, des placements familiaux furent créés.

Malheureusement, le budget de la France se trouvait lourdement plombé par les crises pétrolières de 1973 et 1979 et par l'inflation des années 1980. Le manque de moyens financiers mit donc très vite fin au développement du secteur et même imposa la fermeture de lits hospitaliers. Les quelques hôpitaux de jour ou dispensaires qui résistèrent furent ceux situés dans les structures hospitalières elles-mêmes pour la plupart. Dans un souci de rentabilité et sans augmentation de dépenses, les DDASS[18] *promirent que les lits fermés à l'hôpital seraient rouverts dans des structures alternatives extérieures. Mais cela n'a jamais eu lieu. Par contre, un certain nombre d'entre eux tombèrent dans le domaine privé et favorisèrent l'apparition de nombreuses cliniques psychiatriques.*

Des managers missionnés par le ministère, ignorant tout de la psychiatrie et sans aucun lien avec les patients,

---

[18] DDASS : Direction départementale des affaires sanitaires et sociales qui deviendra ARS, Agence régionale de santé en 2009.

envahirent l'administration. Et leurs attaques furent à la fois financières et idéologiques, puisqu'elles débouchèrent sur un changement non seulement dans les méthodes de traitement, mais aussi dans la considération des malades et de la maladie. Ils décidèrent d'apprendre aux soignants à travailler, les contraignant désormais à utiliser des techniques de soin rapides et efficaces basées sur les méthodes pragmatiques de la médecine qui n'exigent aucune réflexion clinique préalable.

Alors, on rationalisa les coûts, on évalua les compétences, on établit des profils de postes auxquels il fallait absolument correspondre. L'infirmier devait réaliser des tâches pratiques, des soins somatiques, des surveillances, des prises de sang, des examens à la recherche des gènes ou des marqueurs de la folie. Il exécutait, en suivant des protocoles, et surtout, il ne pensait pas le soin.

On cherchait aussi à faire disparaître ce savoir qui s'était constitué, en dehors des cadres officiels, par l'expérience et qui se transmettait dans la profession, des plus anciens aux plus jeunes. Ainsi, le psychorelationnel et la psychothérapie cédèrent la place à des raisonnements purement médicaux. Dans les réunions d'équipe, on n'abordait plus la clinique.

Certains soignants, influencés par les gestionnaires, commencèrent à critiquer cette psychiatrie qui se pratiquait au-dehors, celle qui s'intéressait au patient, à sa vie, à son histoire. De la même façon, ils remirent en cause la nécessité de garder hospitalisés des malades pour lesquels on ne pouvait plus espérer d'amélioration. Beaucoup furent envoyés dans des foyers ou des maisons de retraite et quelques-uns de ces établissements, par précaution, installèrent des barreaux aux fenêtres, s'équipèrent de caméras de surveillance, de sas d'entrée…

En 1992, le rapport Massé[19] *préconisa l'intégration de la psychiatrie à l'hôpital général. Ce fut donc le retour à l'institution médico-hospitalière. La même année, le 23 mars, un arrêté mit fin au diplôme et à la formation spécifique d'infirmier psychiatrique et créa le nouveau tronc commun des études avec les IDES*[20]*, considérant que la maladie mentale ne réclamait plus une prise en charge particulière. Avec les traitements, on pouvait effacer les symptômes, normaliser rapidement les personnes, les rendre conformes, adaptées ; et surtout produire du soin, chiffrer l'activité en actes selon des critères de qualité et de rentabilité, faire beaucoup d'entrées et de sorties. Ainsi, comme dans une entreprise, la culture du résultat s'imposa en psychiatrie.*

Dans tous les pays européens, le développement de véritables alternatives à l'hospitalisation resta insuffisant, par manque de moyens. Des coupes sombres dans les budgets furent imposées et les équipes mobiles se retrouvèrent souvent dans l'incapacité de se déplacer.
Suite à la perte de nombreux lits d'hospitalisation, des malades, abandonnés, en rupture de soins, finirent à la rue ou en prison. Et les gardiens durent alors accueillir des personnes en souffrance et faire face à des situations qu'ils n'étaient pas en mesure de gérer.
Par ailleurs, des faits divers gravissimes, bien trop médiatisés et utilisés à des fins politiciennes, conduisirent les pouvoirs publics à procéder à ce que l'on a appelé un « tournant sécuritaire ». En France, on créa des lois de rétention de sûreté permettant de garder des détenus en fin de peine, ceux que l'on estimait possiblement dangereux. Et

[19] Gérard Massé, psychiatre à Paris, fut l'auteur d'un rapport sur le « recentrage de la psychiatrie ».
[20] Infirmières diplômées d'État.

les autres pays suivirent rapidement l'exemple. La Belgique vota les lois de 2007 et ensuite de 2014, classant les établissements de soins selon leur degré de sécurité. [21]

Partout en Europe, les parcs pénitentiaires se dotèrent d'unités de soins psychiatriques ou d'établissements dédiés : "on a fait entrer l'hôpital en prison". Des structures hybrides émergèrent.
La Belgique ouvrit des annexes psychiatriques en prison et l'Allemagne, de nombreux hôpitaux psycholégaux. L'Espagne se dota d'hôpitaux psychiatriques pénitentiaires. En Angleterre, on créa des unités spécialisées de basse ou de moyenne sécurité dans les prisons. Trois hôpitaux psychiatriques dits de « haute sécurité » furent réservés aux malades ayant commis des actes graves. La France se *dota d'UMD (unités pour malades difficiles), de 26 SMPR (services médico-psychologiques régionaux). Elle élabora un plan de construction d'UHSA, des unités hospitalières spécialement aménagées, communément appelées hôpitaux-prisons.*
Mais, dans ces structures, la qualité des soins psychiatriques, lorsqu'ils sont proposés, ne suit pas. Le recours à l'isolement et à la contention est fréquent. Les traitements médicamenteux sont administrés à de fortes doses. La durée des peines et des mesures de soins s'allonge constamment, les libérations étant conditionnées, au terme d'évaluations très exigeantes, à un risque zéro bien aléatoire.
La vision sécuritaire de la maladie psychique nous a conduits à devoir concilier l'inconciliable : punir et soigner. Si l'asile a disparu, on continue d'enfermer la folie.

[21] Magali Coldéfy, op.cit. p. 7.

« Il fallait bien que je me défende ! »

Louise était une patiente de quarante-cinq ans, au passé psychiatrique déjà assez long. Présente dans le service depuis plus de quinze ans, elle se tenait à l'écart et évitait le plus possible le contact avec les autres. Elle essayait de passer inaperçue, mais elle surveillait attentivement tout ce qui se passait autour d'elle. Et si elle savait beaucoup de choses sur chacun, les soignants ne la connaissaient pas vraiment, car elle s'était toujours arrangée pour ne livrer que peu d'informations sur son histoire de vie.

Sa jeunesse, elle l'évoqua sans s'attarder, comme une période « heureuse », dans un milieu modeste. Enfant unique, elle ajouta, sans laisser transparaître aucune émotion, que son père serait mort alors qu'elle n'avait que six ans. Et sa mère aurait ensuite trouvé refuge chez un couple aisé, M. et Mme R, qui l'employèrent comme femme de ménage.

Louise se trouva ainsi confrontée à un nouveau « pseudo-père adoptif » qui décida de s'occuper de son éducation. Autoritaire et tyrannique, il prenait très souvent plaisir à humilier sa mère, exigeait d'elle qu'elle fût plus qu'une femme de ménage, qu'elle se conduisît comme une servante, docile et obéissante. Et il laissait peser cette menace permanente de la jeter à la rue à la moindre contestation.

Cette soumission, la patiente le fit comprendre à demi-mot, avait pu aller jusqu'à des relations sexuelles non consenties.

Louise grandit en développant des traits de personnalité teintés de méfiance envers son entourage, avec une grande réticence à se confier, à exprimer ses ressentis.

Elle obtint le brevet des collèges et apprit ensuite la couture.

À vingt ans, elle se maria avec une connaissance de M. R. Cette union arrangée, qu'elle dut accepter, représentait un moyen pour elle de pouvoir s'échapper de l'emprise du couple adoptif. Elle donna naissance à deux filles dont elle sut s'occuper au moins matériellement. Elles furent nourries et habillées convenablement, mais manquèrent de l'essentiel, l'affection, que leur mère était bien incapable de leur donner. Alors, résignées, elles se soutinrent mutuellement pour tenter de soulager cette absence cruelle d'amour. Et, dès que possible, elles décidèrent de s'éloigner et de rompre tout contact avec cette génitrice toxique.

Louise gardait en permanence un visage peu expressif. Elle se tenait immobile, les bras croisés sur sa poitrine, les jambes écartées, comme si sa rigidité de caractère se reflétait dans sa posture physique. On aurait dit qu'aucune émotion ne pouvait l'atteindre et qu'elle évoluait dans une sorte d'asepsie affective. Pourtant, on sentait bien qu'à l'intérieur, la tension nerveuse devait être importante. Mais elle se maîtrisait et faisait face, froide et rationnelle, empreinte d'un sentiment de supériorité et toujours prête à se défendre. Persuadée que les autres cherchaient à l'exploiter, à la manipuler, à profiter d'elle, elle était incapable de percevoir dans leur regard autre chose que du mépris et de la malveillance. Il y avait, au fond d'elle-même, cette sombre rancune, ce besoin de vengeance qu'elle se savait capable d'assouvir sans ressentir aucune culpabilité.

Les premiers éléments délirants apparurent chez elle assez tardivement, vers trente ans, suite à un litige avec des voisins qui, selon elle, cherchaient à l'escroquer. Elle déposa plainte et exigea une indemnisation qu'elle ne reçut évidemment pas. Persuadée que le procureur s'était laissé acheter et qu'il ne voulait pas faire son travail, elle se rendit au palais de justice, tint des propos insultants envers lui, récrimina dans tous les bureaux et agressa même les gendarmes présents.

Une hospitalisation s'imposa. Et du fait de la méfiance, de la fausseté de jugement, des interprétations erronées de la réalité, le diagnostic de psychose paranoïaque fut posé. La patiente contesta avec véhémence son internement, qu'elle jugeait abusif, puis se calma et resta la plupart du temps dans sa chambre. Lors des entretiens médicaux, elle se montra affable et polie. Ne notant pas d'exacerbation du délire, après un séjour de deux mois, on lui accorda la sortie. Une fois dehors, elle se mit aussitôt à écrire au Maire de longues lettres de revendication. Comme elles restaient sans réponse, elle se rendit à sa permanence pour lui saccager son bureau. Il lui fallait bien faire un acte qui serait remarqué pour qu'enfin on l'écoute, expliquera-t-elle plus tard.

Elle se retrouva de nouveau hospitalisée et rédigea encore quelques courriers adressés à des autorités (Haute Autorité de santé, directeur de l'hôpital ou même Président de la République). Elle revendiquait, et parfois accusait des malades ou certains soignants, dénonçant des sévices de diverses natures. Puis elle se calma, s'adapta au service et y prit ses habitudes.

Le temps passa. Au bout de dix ans, avec les traitements, le délire semblait enkysté, silencieux et sans éclat. Mais, comme la patiente parlait toujours aussi peu, il était bien difficile de se faire une idée exacte de son état psychique. Les médecins avaient abandonné les entretiens, jugeant qu'ils ne servaient à rien, sinon à entretenir son mécontentement.
Elle se comportait bien en service, au moins en apparence, même si quelques points de détails de la vie quotidienne restaient toujours pour elle des « signes ». Si on se montrait trop aimable avec elle, cela cachait quelque chose et si certains patients s'approchaient trop souvent d'elle, cela éveillait ses soupçons. Tous les autres, y compris les

soignants, la détestaient et lui voulaient du mal. Et cette certitude inébranlable la confortait dans l'idée qu'il lui fallait bien rester sur ses gardes.

Dans l'équipe, deux infirmières s'occupaient plus particulièrement d'elle. Et Louise appréciait beaucoup les accompagnements en ville et les sorties restaurants. Elle s'intéressait à leur vie, tricotait même quelques habits pour leurs enfants. Elle acceptait d'être plus proche, plus intime et semblait pouvoir enfin accorder sa confiance aux soignants. Cela apparut indiscutablement comme une preuve tangible d'amélioration de son état.
La malade parvint ainsi à susciter chez ses infirmières de la culpabilité et même de la pitié. Et maintenant, elles en étaient convaincues, la qualité de la relation permettait alors d'envisager une évolution de la prise en charge.
Avec l'accord du médecin, la décision fut prise de lui louer un studio afin qu'elle puisse passer quelques heures dans un « chez elle », autre que l'hôpital. On n'entrevit alors aucun élément probant de dangerosité. On aurait même dit que la perspective d'une nouvelle vie avait fini d'abattre le délire.
Pendant de longs mois, les accompagnements eurent lieu de façon régulière, d'abord une fois, puis deux fois par semaine, et les plages horaires grandirent. Louise, qui semblait toujours aller mieux, appréciait et demandait à ce que l'on revienne la chercher encore plus tard dans la soirée.

Tout se passa bien, dans la confiance et la bonne entente, jusqu'au soir où eut lieu l'agression. La malade avait tout calculé, tout organisé dans sa tête. Elle n'eut aucun mal à se saisir de l'infirmière, petite et fluette, et à la projeter violemment au sol. Armée d'un couteau, elle la contraignit à ne pas crier et l'obligea à laver le plancher avec la serpillière, à rester à genoux devant elle et à demander pardon. Ensuite, elle lui fit avaler l'eau de lavage en prenant les médicaments qu'elle avait mis de côté. Elle semblait jubiler. Elle n'était plus la même, au point que l'intonation de sa voix avait changé. Enfin, elle tenait sa vengeance. Ensuite, une fois que la soignante commença à s'endormir, elle l'attacha sur une chaise.

L'équipe du soir, voyant le temps passer, s'inquiéta. On téléphona, mais la malade avait pris soin de couper la ligne. L'infirmier de nuit se rendit sur place, il entendit du bruit dans l'appartement et appela, personne ne répondit. Sans réfléchir, il défonça la porte et il découvrit Louise devant sa collègue ficelée et plus que somnolente. Elle avait commencé à la déshabiller et s'apprêtait peut-être à lui lacérer le corps avec son couteau.
Aussitôt, il la maîtrisa. Des voisins appelèrent la police et les pompiers. La collègue fut prise en charge, resta longtemps en arrêt de travail et demanda ensuite à être mutée dans une autre unité. La malade, enfermée en chambre, partit quelques jours après en hôpital de force. Mais elle présenta immédiatement un comportement tout à fait normal, ne laissant rien transparaître de ses déductions fausses, de ses jugements délirants, de ses besoins de vengeance. Questionnée sur son acte, elle répondit que, pour elle, il n'avait rien de répréhensible :

« Je n'avais pas le choix, il fallait bien que je me défende, c'était elle ou moi. »

Elle continua son séjour en gardant le silence pendant les entretiens qui, assez vite, furent supprimés. Elle se montrait calme, respectueuse et adaptée. Il était bien difficile de déceler chez elle une once de dangerosité. Au bout d'un an, elle réintégra le service et accepta d'être limitée en chambre, sans aucune prise en charge particulière. Toutes ses journées, elle les passa allongée sur son lit. Et jamais elle ne reparla de son appartement. On attendait qu'elle prenne de l'âge pour la placer en maison de retraite.

Avec ce type de patient, il faut toujours rester vigilant, éviter la familiarité et se méfier d'une apparente pseudo-alliance thérapeutique. On oublie que la paranoïa évolue presque irrémédiablement vers l'aggravation des troubles, même lorsque la production délirante semble se tarir. La position du soignant est malaisée : soit il se joint au sujet dans son délire, soit il s'y oppose et devient un persécuteur. Et même la neutralité ou la modération peuvent être vécues comme de l'indifférence et du mépris.
Louise nourrissait en permanence un secret désir de réparation et de revanche inscrit en elle depuis l'enfance ; elle voulait se venger et aussi venger sa mère. Elle fut capable de simuler un mieux-être, de jouer sur la confiance que les soignants lui accordaient, tout en préméditant son passage à l'acte. Elle accumula les traitements, acheta des cordes et imagina un sordide scénario.

« Dites-moi oui trois fois ! »

Pierrot a fait partie de ces patients qu'un infirmier ne peut pas oublier. Pour moi, il était devenu presque un ami, d'autant plus que je connaissais son beau-frère : « l'Henri », comme il l'appelait.

Son père l'emmenait tout petit sur ses chantiers de plâtrerie-peinture et lui enseignait le métier en recourant souvent aux punitions et même aux coups, comme il le faisait avec ses apprentis. Habitué très tôt à se taire, pour se protéger, il développa une sorte d'insensibilité à la souffrance. Il en reparlait souvent, de ces journées qui n'en finissaient pas, dans le froid et l'humidité, les mains dans l'eau en permanence, pleines de crevasses ou d'engelures. À l'époque, on faisait du plâtre, et du vrai, nous disait-il, on savait enduire les murs aussi bien que les plafonds et réaliser des moulures, des rosaces et parfois de véritables sculptures. L'artisan devait être aussi un artiste.

Sur un coup de tête, vers dix-huit ans, Pierrot décida de s'enrôler dans l'armée et dans la Légion. Peut-être pour fuir son père et le travail harassant. Il voulait aussi changer d'horizon, n'ayant jamais quitté son pays. Il allait être servi ! Engagé pour cinq ans, il partit pour l'Indochine et connut la bataille de Diên Biên Phu et toutes ses horreurs. Avant les attaques, on faisait boire aux soldats de grandes rasades de shöchü, un alcool de riz excessivement fort, autour de 60° :

« Il fallait bien, pour supporter, sinon on aurait déserté ! »

Les ennemis envoyaient en première ligne des malades mentaux mêlés aux prisonniers. Dans de nombreux conflits, ils venaient renforcer les rangs, pour intimider l'adversaire, mais prêts à être sacrifiés comme de la chair à canon. Non aguerris, incapables de se défendre, ils tombaient rapidement les uns sur les autres.
Ce fut une cinglante défaite de l'armée française, après six mois de combats acharnés.
Alors, Pierrot, l'un des rares rescapés de son bataillon, décida de ne pas rempiler au bout des cinq ans.
Il revint chez lui, avec ses traumatismes, ses cauchemars, ses blessures invisibles, et, comme tant d'autres, n'en parla plus jamais.
Ne sachant pas faire grand-chose, il se remit à la plâtrerie-peinture en reprenant l'affaire de son père, puis se maria et eut trois enfants. À la maison, il fut un mari modèle, obéissant à sa femme aussi sagement qu'un soldat bien dressé. Et au boulot, il se noya dans le travail, s'y défonça, en acceptant beaucoup trop de chantiers. Et des années passèrent ainsi.

Et puis, pour tenir et bien, comme au front, il commença à boire un peu. Mais très vite, il augmenta énormément ses consommations. Il partait d'aplomb le matin, bossait toute la journée et rentrait saoul tous les soirs. Et ses proches avaient l'impression alors d'assister, impuissants, à une lente et inexorable destruction. Il ne se rendit coupable d'aucune violence envers eux, bien au contraire, mais il était très mal, agité et angoissé. Quelques fois, on aurait dit qu'il revivait des scènes de la guerre. Il passa de nombreuses nuits au poste de police, en salle de dégrisement et aussi aux urgences. Il n'y eut pas d'hospitalisation en psychiatrie, car sa femme et ses enfants s'y opposaient. Ils l'ont aidé, ont toléré beaucoup et même ont su pardonner.

Et puis, sur un coup de tête encore, on ne sait pas pourquoi, Pierrot s'est arrêté de boire, du jour au lendemain ! Et tout seul, sans en parler à personne.
Insensiblement, il remplaça son addiction à l'alcool par certains comportements compulsifs, dans la façon de s'habiller, de se laver, de plier ses vêtements, et au travail, dans le rangement, l'organisation des tâches. Des petits riens qui, très vite, ont pris de l'importance. Comme si tous ces gestes répétitifs venaient remplir un vide et apaiser l'angoisse. Finalement, le compulsif s'empêche de penser, il agit en permanence et ses rituels obsessionnels accaparent tout son temps et occupent son esprit.

Pierrot ratait toutes ses gâchées. Parce que chacun de ses gestes était calculé, préparé, et, pendant ce temps, le plâtre durcissait dans l'auge. Il n'y arrivait plus, ne parvenait plus à se concentrer. Ses derniers chantiers restèrent inachevés et il dut cesser le travail.
Il se retrouva à l'hôpital, pour tenter de mettre en place un traitement. En accord avec les siens, il pouvait partir en permission au moins un jour par semaine. Mais chaque fois,

il réclamait de rentrer plus tôt. Autant les proches avaient fini par accepter la maladie de l'alcool, autant cette espèce de « folie maniaque », comme l'appelait sa femme, leur était incompréhensible et insupportable. Et « l'Henri » le secouait :

« Pierrot, arrête ta comédie ! »

Ce beau-frère, cartésien dans l'âme et excellent plombier, sans doute un peu trop actif lui aussi, restait convaincu que, dans la vie, il ne faut pas s'écouter : « Pierrot, ce qu'il lui faut, c'est travailler. » À ne rien faire, il n'ira jamais mieux. »

Alors, il tenta de l'emmener avec lui, mais il devenait très vite insupportable. Il fixait, sur la date du jour, qu'il fallait lui redonner sans arrêt.
En service aussi, sans cesse, il la redemandait en insistant. Et puis il exigeait qu'on la lui répète trois fois. Et ensuite, il nous redemandait si c'était bien la bonne date.

« Dites-moi oui trois fois », implorait-il. Et on s'exécutait :

« Oui, oui et oui ! »

Il secouait la porte de son placard pour vérifier qu'elle soit bien fermée en répétant :

« Elle est bien fermée, elle est bien fermée, elle est bien fermée ! » Ensuite, il passait à la fenêtre. Et puis, il recommençait avec la date. Un jour, je lui ai dit :

« Pierrot, si tu as des problèmes avec les dates, prend donc des figues ! »

Et il se mit à pleurer, incapable de supporter que l'on refuse de se plier à ses rituels.
Pourtant, il faisait des efforts pour tenter de lutter contre, il reconnaissait leur caractère absurde, gênant et ridicule.

Mais pour lui, c'était impossible d'y résister ! À la moindre contrariété, il s'agitait au point de se retrouver haletant et en sueur.

Réaliser la compulsion entraîne une sédation de l'angoisse, malheureusement bien temporaire. Au contraire, y résister l'augmente considérablement. Elle obéit à un ordre intérieur, un ordre auquel on ne peut pas désobéir. Et pour Pierrot, elle trahissait peut-être un problème avec l'autorité, celle du père, celle de l'armée, celle de sa femme…
Il entraînait tout son entourage dans ses rituels de vérification. Indéfiniment, il répétait chacun de ses gestes, souvent des centaines de fois dans la même journée et sans obtenir un soulagement. Son épouse nous avoua qu'elle aurait mille fois préféré qu'il reste alcoolique, là, c'était beaucoup plus dur à supporter. Pourtant, elle continuait de venir le voir toutes les semaines, avec la régularité qu'il lui imposait. La veille, il lui dictait sa liste au téléphone :

« Tu m'amèneras une chemise propre, un slip propre, des chaussettes propres, etc. Et une cartouche de cigarettes. »

Et lorsqu'elle arrivait, il ne prenait pas le temps de lui dire bonjour, ni même de la regarder. Il contrôlait immédiatement le sac.
Rapidement, il n'a plus pu sortir de sa chambre, car les autres malades l'auraient certainement maltraité. Et aucun médicament n'a pu apporter le moindre soulagement. Le médecin se disait impuissant et il fallait d'ailleurs insister pour qu'il passe le voir. De toute façon, le service, à l'époque, ressemblait à un lieu de perdition, une cour des miracles où l'on plaçait les malades pour lesquels on ne pouvait plus rien et qui n'intéressaient personne. Ils étaient abandonnés à leur sort. Nous avions le temps de bien les connaître et cela nous conduisait parfois à lier avec eux une relation particulière, un attachement proche de l'amitié. Même si cette attitude reste contestable pour la majorité des

soignants, la part affective du soin joue un rôle essentiel dans notre métier.

Pierrot, une seule chose lui rendait le sourire et lui faisait plaisir, un court instant durant lequel il oubliait ses rituels, c'était lorsqu'en cachette, on lui portait un petit verre de vin. Nous n'avons pas été nombreux à le faire, et surtout, on ne l'a pas dit.
Sa maladie, peut-être la pire des maladies mentales, fut une vraie torture. Ses rituels, il a fini par ne penser plus qu'à ça. Le jour et la nuit, il répétait ses phrases qui devenaient même incompréhensibles. On a été contraints de l'attacher et de le nourrir à la petite cuillère. Puis il s'est mis à recracher les aliments parce qu'il parlait tout le temps. Alors, on passa aux perfusions. Mais il maigrissait de plus en plus et, malgré les doses massives de calmants, s'agitait toujours autant. À la fin, il pesait à peine trente-cinq kilos. On se doutait qu'il allait mourir d'épuisement physique et moral.

La veille, il a quand même réussi à avaler son dernier petit verre de vin.

Coup de poing thérapeutique

Le service était particulièrement lourd, à cette époque-là, et nous n'étions souvent que deux infirmiers par poste pour enchaîner les six matins ou les six soirs d'affilée. Lorsqu'il est contraint de travailler en sous-effectif constant, le personnel stressé a de moins en moins de patience, ce qui est pourtant le cœur du métier. Et moins on a de temps à accorder aux patients, et plus ils sont tendus.

Marc, hospitalisé le matin même, arriva accompagné par son père qui connaissait bien le médecin du service. Ce garçon de vingt-deux ans n'avait pas brillé dans les études. Ses résultats scolaires plus que médiocres et surtout son mauvais comportement lui valurent d'être renvoyé de plusieurs écoles. Il commença ensuite un apprentissage en réparation automobile qui se solda au bout de quelques mois seulement par un échec, car il ne supportait pas les remarques du patron qui avait accepté de le prendre dans son atelier. Aussitôt, le ton montait. Il s'énervait, critiquait et même pouvait insulter. Alors, pour ne pas le laisser sans rien faire, faute de mieux, son père essaya de l'occuper dans son commerce, un bureau de tabac que notre médecin fréquentait régulièrement. Mais l'entente était impossible, ils passaient la journée à se disputer et parfois en venaient aux mains. Marc partait en colère et revenait alcoolisé pour faire de l'esclandre devant les clients. Une hospitalisation s'imposa.

En service, le jeune patient chercha à donner une bonne image de lui. Il se présentait bien, s'habillait avec de beaux costumes qui lui donnaient l'air d'un adolescent ayant trop vite grandi. Il voulait paraître adulte, sûr de lui, et nous assura que, si on avait besoin, il pouvait réparer nos voitures. En permanence près de nous, il se montrait serviable, attentif, courtois, poli…

Mais il collait un peu trop à l'image de son père. Et il lui ressemblait trait pour trait, adoptait les mêmes mimiques, les mêmes expressions lorsqu'il mettait en avant ses relations, ses connaissances. Il parlait aussi, comme lui, de « son » bureau de tabac, sans aucun doute l'un des meilleurs de la ville, en tout cas le plus rentable financièrement ; et de ses voitures, surtout de la dernière, une puissante cylindrée, symbole de son rang social et de sa réussite.

Il ne fallut pas grand-chose, juste une petite déception, pour que la belle image s'effrite et se délite en morceaux. On lui a simplement fait remarquer qu'il n'y avait pas que lui dans le service et que notre bureau ne lui était pas réservé plus qu'aux autres. Alors, la fière assurance a soudain laissé la place au doute, à l'incertitude. Son visage s'est assombri. Mécontent, il partit bouder dans sa chambre le reste de la soirée. Le séjour promettait d'être assez mouvementé.

Le lendemain, plusieurs entrées sur l'après-midi nous rendirent peu disponibles. Mais à notre grand étonnement, Marc ne se manifesta pas. Et on comprit pourquoi au moment du repas en constatant son absence. Il est revenu peu de temps après, très alcoolisé, débraillé, la cravate de travers en parlant très fort. Il gesticula quelques minutes au milieu du réfectoire, puis finit par aller s'écrouler dans son lit. On évita ainsi une confrontation inutile. Mais il recommença plusieurs jours de suite, jusqu'à ce que le médecin se décide à le faire mettre en pyjama pour l'empêcher de partir.

Malgré notre charge de travail, on lui consacrait beaucoup de temps et il était vu pratiquement tous les jours en entretien. Il jouissait quand même d'une position privilégiée par rapport aux autres patients du fait que son père connaissait le chef de service. Et il avait bien compris les avantages qu'il pouvait en tirer. Le matin à jeun, lorsqu'il faisait son mea culpa, il savait se montrer tellement convaincant que l'on était tenté de le croire et de céder à ses manœuvres de séduction. Il promettait de ne pas recommencer, convenait avec nous de respecter le cadre de soin.

Ne pouvant plus sortir, il dut faire quelques efforts pour endurer les inévitables moments de solitude, lorsque le personnel n'était pas disponible pour lui. Car il refusait catégoriquement de se mêler aux autres patients, fuyait leur

contact le plus possible, s'isolait à une table pour manger et ne voulait surtout pas être considéré comme un malade parmi d'autres.
Alors, il se mit à s'égratigner les avant-bras avec des bouts de verre ou des morceaux de CD cassés. Il semblait maîtriser cette pratique sans doute depuis longtemps, car il retaillait habilement dans les anciennes cicatrices qui lui dessinaient maintenant de vilaines échelles depuis la base des poignets jusqu'au pli des coudes. Bien que disgracieuses, ces blessures restaient superficielles. Et il constata, désappointé, que cela ne suffisait pas à attirer notre attention, le métier nous ayant appris à discerner les scarifications légères, gestes de provocation, des phlébotomies avec réelle intention suicidaire.
Il commença à avaler divers objets, comme des débris de verre ou des trombones, en s'arrangeant pour que les autres patients soient témoins. Il savait bien que l'on ne resterait pas sans rien faire !

Effectivement, on dut rapidement lui faire passer une radio de l'abdomen, qui mit en évidence surtout les objets métalliques : il y avait des trombones, des épingles à nourrice, des punaises, que l'on voyait parfaitement et aussi quelques capsules de bouteilles de bière. Il fut alors soumis à un régime strict de poireaux bien cuits mélangés à une bonne quantité de coton arrosé d'huile de paraffine, et il en mangea goulûment plusieurs jours de suite. Les objets ressortirent peu à peu, bien enrobés, par les voies naturelles. À mesure, on comptait. Mais les capsules, sans doute trop volumineuses, s'arrêtèrent au pylore. Il fallut donc les retirer sous endoscopie, ce qui provoqua inévitablement quelques blessures à l'œsophage.

Une fois le ventre libéré, Marc se mit à avaler des petites cuillères dont il avait coupé le manche. Et toujours devant témoins, pour impressionner. À la radio, on les voyait,

empilées les unes sur les autres, curieusement soudées par les acides de l'estomac. Et plus on lui en retirait, plus il en avalait. Le médecin ne voulait pas en arriver à le fermer en chambre ! On sentait bien que le fait de connaître son père le limitait dans ses prérogatives. Pour un autre patient, il en aurait été tout autrement. On a tant vu de malades, en psychiatrie, surtout des gros déments ou des autistes, capables d'ingurgiter n'importe quoi et des choses que l'on ne peut pas imaginer, par exemple des trousseaux de clés entiers ! À côté, les avaleurs de sabre ne sont que des apprentis ! Et tous finissaient toujours par les évacuer.
Le gastroentérologue dut encore mettre à profit tout son savoir-faire. Mais il nous avertit qu'il ne recommencerait pas. La prochaine fois, il faudrait ouvrir le ventre, car, à force, l'œsophage de Marc, complètement lacéré, saignait en permanence.

Il s'automutilait pour provoquer, se griffait plus qu'il ne se coupait et avalait ses petites cuillères en mettant sa vie en danger pour attirer notre attention, pour qu'enfin on s'occupe de lui. Espérant créer un lien privilégié et exclusif, incapable d'utiliser la parole, c'était à travers son corps qu'il s'exprimait. Difficile de ne pas voir, derrière de tels actes insupportables pour des soignants, une punition qu'il s'infligeait à lui-même avec violence. Quelle souffrance morale pouvait-il enfermer à l'intérieur de lui au point de se faire mal ainsi ?

La peau est une barrière qui nous protège des agressions du dehors. C'est aussi un écran sur lequel certains projettent un peu de leur identité, avec des piercings, des tatouages. Parfois, elle traduit par des rougeurs, des desquamations, un mal-être intérieur. Sorte de baromètre, instance de maintenance du psychisme, elle renseigne sur le goût de vivre.

L'écorché vif se fait mal pour avoir moins mal. Et le geste procure un apaisement. La douleur physique est un peu une douleur homéopathique capable de purifier, d'évacuer les humeurs nocives et la bile noire, comme la saignée autrefois. L'entame reste superficielle, mais elle apaise la souffrance interne en diminuant la surcharge d'excitation. Certains se disent calmés par la blessure, d'autres ont besoin de voir couler le sang.

Le gastroentérologue devait aller chercher au fond de lui ce que Marc avait enfermé de mauvais et lui retirer ce mal qui le torturait.

Prisonnier de ses émotions, débordé, en insécurité constante, il mettait sans cesse en échec tout ce que l'on pouvait faire pour lui, mais pour que l'on continue encore la relation. En fait, seul, il n'existait pas. Il avait besoin de ce rapport à l'autre, un rapport superficiel où il nous utilisait et nous manipulait.

Marc était malade, malade d'un manque d'amour que personne ne parviendrait jamais à satisfaire. Privé de mère, il passa de nourrice en nourrice, fréquenta différentes maisons maternelles, puis des pensionnats. Son père n'avait pas voulu se charger de lui. Alors jamais câliné, cajolé, il s'était construit ainsi, dans une éternelle dépendance, à la recherche d'une relation suffisamment fusionnelle pour lui permettre de combler son vide intérieur.

Le sixième soir, ma patience, mise à rude épreuve, trouva ses limites. Après nous avoir harcelés tout l'après-midi, encore une fois enivré d'alcool qu'il avait trouvé je ne sais où, il se mit à casser la vaisselle et s'en prit ensuite aux voitures sur le parking. Je lui ai envoyé alors un formidable coup de poing en pleine figure. Sur ces entrefaites, le veilleur de nuit arriva et prit la relève, en me conseillant de partir.

Le lendemain, le malade exigea de signer une décharge pour quitter le service. Et moi, je fus convoqué chez le médecin qui craignait que le père ne porte plainte.

« Je ne comprends pas, ça ne te ressemble pas », me dit-il.

L'histoire s'en est arrêtée là. Par la suite, Marc n'a plus jamais eu besoin de revenir en psychiatrie. Il se maria et profita de la chance d'être papa, de pouvoir donner de l'affection et d'en recevoir. Surtout, il n'avala plus de cuillère. Il m'est arrivé plusieurs fois de le rencontrer dans un magasin où nous faisions chacun nos courses. Et il disait à sa petite fille d'aller faire une bise au monsieur qui lui avait permis de sortir de l'hôpital et de guérir :

« Sans vous, j'y serais encore !»

Sans doute avait-il trouvé dans son couple la stabilité et l'étayage nécessaires ? Mais je me suis quand même demandé si le fait de lui renvoyer sa souffrance en pleine figure sous la forme d'un coup de poing avait pu provoquer une réaction bénéfique chez lui. Lui m'affirma que ça l'avait bien fait réfléchir.
Mais le médecin n'a jamais accepté d'en reparler…

Schizophrénie contagieuse

Jean avait déjà effectué plusieurs séjours en cliniques privées avant d'arriver à l'hôpital. Et il fut muté dans notre unité pour soulager l'équipe d'un autre service qui n'en pouvait plus.

Enfant obéissant et plutôt réservé, il s'était un peu réfugié dans les études, avec un souci permanent de la perfection.

Certainement surdoué, il devait aussi satisfaire aux exigences de sa mère qui suivait ses résultats scolaires de très près et ne lui autorisait aucune note en dessous de dix-huit. Après un bac réussi avec mention très bien, il entra en classe préparatoire « math-physique ».
Il parlait l'anglais couramment, mais jugeait que c'était sans aucun mérite, puisque sa mère, professeure, enseignait cette matière au collège.
Et depuis tout petit, il faisait aussi de la natation, en compétition, et s'imposait cette règle de toujours devoir faire mieux, de toujours se dépasser.
Ce beau garçon de vingt-six ans, avec ses épaules de nageur larges et musclées, habitué à affronter les épreuves, semblait avoir tout pour réussir dans la vie. Plus jeune de deux ans et nettement moins brillant à l'école, son frère se dirigea vers le métier d'électricien et, dès sa majorité, décida de s'éloigner du domicile familial.
Le père, expert-comptable, passait beaucoup de temps au travail, et, lorsqu'il rentrait, il fallait toujours qu'il s'occupe, à la maison ou au jardin. Il avait fait une dépression, il y a quelques années. Et depuis, malgré son traitement, il restait toujours d'humeur instable, se montrant même parfois surexcité, avec une tendance à consommer un peu trop d'alcool. Mais ses fils l'appréciaient et se sentaient proches de lui.

Jean a réellement commencé à ne pas aller bien au cours de son année de prépa. Excellentes les premiers mois, ses notes sombrèrent d'un coup. Il lui arrivait souvent de manquer les cours. Il logeait alors dans une cité universitaire et il avait cru que quitter le domicile parental serait pour lui plutôt une bonne chose, qu'il apprécierait, comme son frère, d'être indépendant et autonome. En fait, il n'arrivait pas à se prendre en charge et ne s'habituait pas à vivre seul.

Peu à peu, il ressentit des difficultés pour se concentrer dans son travail. Il souffrait aussi d'insomnies rebelles. Et lorsqu'enfin il parvenait à s'endormir, des cauchemars épouvantables survenaient et il se réveillait terrorisé. Mettant cela sur le compte du stress et de la fatigue engendrés par les études, il se procura quelques médicaments calmants. Et aussi un peu de cannabis et d'alcool pour se détendre et mieux supporter. Mais très vite, la consommation de toxiques augmenta et ses problèmes prirent de l'ampleur. Il ressentait en lui comme une forte tension qu'il avait bien du mal à expliquer. C'était comme un gros malaise intérieur, la sensation de ne plus rien contrôler, de perdre pied, de perdre même son ancrage dans le monde. À tel point qu'il en arrivait à mettre en doute son existence réelle, son identité physique et psychique. Il lui semblait que parfois sa pensée lui échappait. Et tout cela était vécu avec énormément d'angoisse.

Un peu comme dans sa tête, le désordre régnait dans son studio. La vaisselle sale débordait de l'évier. Sur les plaques de cuisson, des restants de nourriture moisissaient au fond des casseroles. Il n'avait plus de quoi se faire à manger, car le soir, il partait déambuler dans des quartiers plutôt mal fréquentés, pour trouver du cannabis en y laissant tout son argent. Quand il se rendait en cours, il s'endormait sur son bureau. Le conseiller principal d'éducation décida d'avertir ses parents qui le ramenèrent à la maison. Et rapidement, ils purent se rendre compte à quel point leur fils allait mal.

Le mélange de drogues, le manque de sommeil et le surmenage avaient certainement aggravé son malaise psychique. Envahi par des idées complètement étranges, il se sentait doté d'une intuition hyperdéveloppée. Il lui semblait que la réalité environnante avait changé. Dans sa tête, les pensées galopaient à toute vitesse, révélant des capacités imaginatives extraordinaires. Comme dans un

conte fantastique, les continents, les océans, les montagnes, le ciel entraient tous dans une sorte de jeu où lui se trouvait au centre. Même si au début il en doutait, il avait de plus en plus la certitude d'être investi d'une mission pour sauver la terre. Il était convaincu de posséder des pouvoirs spéciaux, une puissance surnaturelle, un don magique de clairvoyance. Sans son intervention, l'humanité irait mal ou disparaîtrait. Un événement bénéfique devait se produire : grâce aux prouesses qu'il était capable d'accomplir, le monde allait enfin changer. Il ne serait plus vide ni dénué de sens comme il le percevait auparavant, mais plein de promesses et d'amour entre les hommes.
Le terrible mal-être intérieur qu'il ressentait avant faisait alors place à la conviction de devenir un génie. Au moi « insécurisé » et perdu succédait un moi « mégalomaniaque ». Le délire était apparu pour contrer l'angoisse massive de perte de soi, de son identité, et pour combler le vide intérieur.

Alors, Jean dut supporter de passer quelques mois dans des cliniques. Avec les traitements et le repos, l'épisode sembla se calmer assez vite et il retrouva une certaine stabilité. Il fut donc autorisé à rentrer à la maison, mais sans se sentir pour autant complètement remis.
Ses parents l'emmenèrent consulter un psychiatre renommé à Paris. Puis il fut suivi ensuite par un psychothérapeute qui prit en charge un peu toute la famille. Et on nota alors à la fois une assez bonne amélioration de son état et une meilleure entente dans le couple. Malheureusement, ce médecin mourut subitement. Jean assista à son enterrement et parvint à dire quelques mots assez touchants pour manifester sa reconnaissance.

Ensuite, il resta chez ses parents, qui remarquèrent de plus en plus de comportements bizarres. Il s'enfermait parfois des heures dans sa chambre, dans le noir, volets baissés, comme s'il n'arrivait plus à communiquer ou qu'il cherchait à éviter les agressions du dehors. Et il affichait une indifférence complète à ce qui se passait autour de lui. Mais, malgré tout ce qu'il pouvait mettre en place pour se protéger, l'énorme angoisse était toujours là, comme si elle faisait maintenant partie de lui et qu'il ne parvenait plus à s'en défaire.

Sa mère, une spécialiste en diététique, adepte des régimes amaigrissants à répétition, fut très impressionnée lorsqu'elle le surprit, au sous-sol, en train d'avaler en totalité une énorme boîte de cassoulet, froid, et avec les doigts ! Et puis sont apparus des tocs, des rituels de comptage, de lavage des mains… Jean s'obligeait aussi à manger les plats des repas dans un certain ordre et contraignait tout le monde à faire comme lui.
Il n'avait maintenant plus aucun copain et ne sortait plus. C'était l'affrontement permanent avec ses parents. Et surtout avec sa mère qui cherchait absolument à l'aider, prenant des conseils un peu de partout, dans des associations, dans des livres ou des magazines de psychologie qu'elle lui faisait lire. Et il se sentait à la fois très proche d'elle et, en même temps, il ne pouvait s'empêcher de la rejeter violemment. Tout en l'aimant très fort, il la haïssait, la détestait et le lui disait.

Ce fut donc l'inévitable entrée à l'hôpital psychiatrique. Et le diagnostic de schizophrénie tomba.
Dans le premier service qui l'accueillit, il se retrouva enfermé en chambre. Il se sentait seul et complètement perdu, assailli par des crises d'anxiété épouvantables. Il ne manifestait aucune agressivité. Mais il avait terriblement peur de disparaître, de s'anéantir dans cette tempête intérieure qui faisait rage en lui. C'était comme si tout son être physique et psychique allait se disloquer, se détruire. Il menaça d'en finir, de se donner la mort, ne pouvant plus

tolérer de souffrir autant. Par précaution, l'équipe décida de le contenir dans son lit.
Il ne présentait pas de délire apparent ni d'hallucination. En tout cas, il ne verbalisait rien. Mais il restait prostré et semblait ailleurs, à l'écoute peut-être d'une voix ou d'une force cachée en lui qui lui imposait des pensées. Il avait beaucoup de mal à répondre aux questions qu'on lui posait, il entendait sans écouter et ne regardait pas la personne qui s'adressait à lui. Son esprit était comme ralenti, paralysé. Et les paroles qu'il parvenait à prononcer lui paraissaient lointaines et détachées, presque inaudibles. Et puis il s'arrêtait, se taisait sans avoir fini sa phrase, comme si tout à coup, devenu complètement indifférent à ce qu'il pouvait dire, son intérêt se portait ailleurs.
Paradoxalement, il pouvait aussi, un court instant, se ressaisir et faire preuve d'une certaine perception réaliste de son état en disant :

« C'est ma maladie, c'est ma schizophrénie qui fait ça, je le sais bien ! »

Et puis l'angoisse remontait et le submergeait à nouveau. Il s'affolait, ne maîtrisait plus rien et s'énervait, tirait sur ses attaches jusqu'à se blesser les poignets sans percevoir aucune douleur. Pourtant, il aurait bien préféré la pire des souffrances physiques plutôt que cette torture morale, cette inexorable destruction intérieure. Il sentait que son propre corps maintenant ne lui appartenait plus, qu'il se déformait, qu'il se transformait en une monstruosité. Mais il devait continuer à se battre pour ne pas sombrer complètement.
Alors, il s'entêtait et refusait de lâcher prise, incapable de faire confiance, de se laisser prendre en charge par les soignants. Il ne tolérait plus personne dans sa chambre. Tour à tour, ceux qui y entraient devenaient les mauvais et il les rejetait tous, médecins y compris. Aucun traitement ne

parvenait à le calmer. Il criait en permanence. On n'osait même plus le détacher lors de la toilette.

Au bout de quelque temps, la situation ne s'améliorant pas, il fut alors muté dans notre service. Les échanges de malades entre unités de psychiatrie permettent parfois de débloquer des situations, de mettre fin à des prises en charge devenues intenables et surtout non thérapeutiques. Mais elles restent rares, car elles sont vécues par les équipes comme un aveu d'échec.
Et Jean arriva contenu sur un brancard. Il fut décidé en accord avec lui qu'il ne garderait les attaches que la nuit. Il devait rester en chambre, accepter les soins, s'alimenter et respecter le personnel.
Il réussit très vite à retenir tous les prénoms des infirmiers et infirmières. Depuis son lit, attentif aux bruits du service, dès les prises de poste du matin ou de l'après-midi, il savait qui travaillait. Et il appelait de préférence les soignants qui risquaient de moins bien le supporter. Il cherchait à les décourager pour qu'ils finissent, comme l'équipe précédente, par abandonner la prise en charge.

Lors des repas, il mangeait toujours les aliments dans un certain ordre et commençait par les fruits et le fromage, ce qui, selon lui, améliorait sa digestion. Il essayait aussi de discuter son plateau, pour obtenir peut-être un autre plat ou un autre dessert. En réalité, il devait obéir à des rituels qu'il nous contraignait de respecter. Comme lorsqu'il se lavait les mains, tout au long de la journée, et qu'il comptait le nombre de fois où il les frottait l'une contre l'autre. Ou lorsqu'il se brossait les dents, avant et après manger, jusqu'à se faire saigner les gencives. Je pense qu'il avait encore beaucoup d'autres tocs que nous n'avons pas remarqués. Le rituel tente d'organiser ce qui est désorganisé, de mettre de l'ordre dans le délire et d'y donner un sens. C'était aussi une façon pour Jean de rester maître, de tout contrôler et de nous contrôler.

Le seuil de tolérance du personnel a rapidement été dépassé. Et malgré des augmentations successives de traitement, le patient résistait. Il ne pouvait pas lâcher prise et utilisait toutes ses forces et toute son intelligence pour continuer à dominer la situation. Mais surtout, il refusait toujours de faire confiance, une attitude qui ne plaisait pas du tout aux soignants. Et puis, comme il avait lu toute la littérature sur la schizophrénie, il connaissait par cœur la panoplie de traitements, les dosages, les effets secondaires… aussi bien que le psychiatre d'ailleurs. C'était systématiquement un sujet de dispute avec lui. Tous les malades, et parfois aussi les infirmiers, l'apprennent un peu à leurs dépens : la prescription médicamenteuse est un pouvoir qui ne se partage pas.

Jean était parvenu ainsi à se faire détester de tout le monde. Le médecin ne le voyait plus et, pour prendre les décisions à son sujet, il s'en remettait à ce que l'équipe présente pouvait lui dire. Inutile de préciser que les rapports n'étaient jamais en sa faveur. Et ce rejet des soignants retentissait aussi sur les relations avec les parents. Leurs visites furent suspendues, évidemment. Alors, ils téléphonaient pour prendre des nouvelles. Les réponses du personnel restaient froides et très limitées. Et s'ils demandaient à rencontrer le chef de service, ce dernier poussait des soupirs avant de s'astreindre à cette corvée. L'entrevue, très vite écourtée, se passait mal, surtout avec la mère, qui, comme son fils, discutait toutes les prescriptions.

On lui donnait en gouttes un neuroleptique nommé tercian, de couleur jaune fluo, en s'assurant bien de la prise à chaque fois. Et lorsque l'on récupérait ses plateaux-repas, ses couverts et la serviette en papier baignaient dans une urine exactement de la même couleur jaune fluo. On aurait dit

qu'il évacuait le médicament tel quel, comme si son organisme ne l'avait pas métabolisé. Je n'ai jamais constaté ce phénomène pour d'autres malades qui prenaient le même traitement.
Non seulement il refusait les soins, mais il provoquait le dégoût. Il pouvait se montrer nu sans réserve, sans aucune pudeur. Et lorsqu'il mangeait, il le faisait salement. Il en mettait de partout, sur lui, sur le plateau, sur son lit. Pourtant, c'était quelqu'un qui avait beaucoup d'éducation et de savoir-vivre. En agissant ainsi, il suscitait l'agressivité en retour, comme s'il avait besoin qu'on le punisse, qu'on lui fasse du mal.
Et en même temps, je le sentais terrorisé, envahi par la peur. Je me souviens qu'il me disait :

« Protégez-moi, ils vont me tuer ! »

La plupart de mes collègues lui faisaient du mal, effectivement, ils le disputaient et l'empêchaient d'exécuter ses rituels, persuadés qu'il le faisait exprès. Mais sa folie était tellement insupportable. Il savait nous mettre mal à l'aise, car il avait cette perception, souvent propre aux schizophrènes, qui lui permettait de cerner chez les autres les failles, les difficultés, les points faibles, les blessures mal refermées. Il savait dénicher le petit coin d'anormalité de chacun et ainsi montrer qu'il n'y avait pas tant de différence entre lui et nous.

Il buvait beaucoup d'eau, mais vraiment beaucoup, de façon ritualisée, pour des raisons que lui seul connaissait, pour se laver intérieurement peut-être. Dix litres par jour au moins. Et forcément, il urinait sans arrêt. Il savait aussi qu'en avalant tout ce liquide, il allait diluer son traitement et qu'il perdrait en efficacité. Alors, on décida de ne plus lui donner à boire. Et pour ce faire, on supprima le robinet au lavabo de sa chambre. Mais comme il urinait toujours autant, on en conclut qu'il devait prendre l'eau des toilettes. On ferma donc la porte à clé. Et l'on disposa un seau pour ses besoins, qu'il remplissait en une journée ! Mes collègues en conclurent qu'il était aussi capable de boire sa propre urine. Lui m'a toujours assuré qu'il ne l'avait jamais fait.

Souvent, par réaction de défense, l'équipe le punissait. Par exemple, on ne lui portait pas à manger. Cela arriva plusieurs fois. Mais là encore, il savait comment retourner la situation pour garder la maîtrise. Et il refusa de s'alimenter, afin de maigrir le plus possible et de nous mettre devant notre incapacité à le soigner, à le guérir.
En peu de temps, il devint très maigre et même squelettique. Ses muscles fondirent, on ne reconnaissait plus ses épaules de nageur. Lors de la douche, il m'impressionnait tellement qu'en plaisantant, je lui disais qu'on pouvait bien l'imaginer sortant de Dachau. Une vision d'horreur difficile à supporter pour des soignants !
Un programme de perfusions fut donc mis en place afin de le nourrir. Avec deux collègues plus compatissantes, on profita de cette occasion pour essayer de partager avec lui des moments agréables durant lesquels il pouvait se laisser aller, avec une musique de fond et même des massages. Jean se laissa tenter. Il réalisait que les soignants avaient eux aussi leur côté schizophrène et pouvaient d'un coup se montrer très bons après avoir été très méchants. Mais il ne parvint jamais à se détendre et à faire confiance.

L'équipe en conclut qu'il ne fallait plus se fixer sur son alimentation. Cela ne servait à rien. Et le médecin intervint pour donner son avis :

« À ce jeu-là, vous ne gagnerez pas parce qu'il sera toujours le plus fort. Ne vous occupez plus de ce qu'il mange ou de ce qu'il ne mange pas ! »

Il devenait alors inutile de continuer à le fermer en chambre. Et sa porte s'ouvrit. Allait-on le regretter ?

Ses parents avaient fait passer quelques affaires et des gâteaux. Jean réclama aussitôt les biscuits ronds fourrés au chocolat, ses préférés, et en avala trois paquets à la suite, devant nous. Un jour, après une fugue en pyjama, il revint du village avec douze pains au chocolat qu'il ingurgita les uns derrière les autres.
Mais il fit encore mieux. Un laboratoire, qui présentait un médicament dans un service voisin, avait apporté au moins une cinquantaine de gâteaux individuels, provisoirement stockés au frigo. Flairant la bonne affaire, il s'arrangea pour aller y faire main basse. Et en un rien de temps, il engloutit tout. Naturellement, suite à de telles orgies, le ventre gonflé et douloureux, il se sentait nauséeux. Mais on constatait qu'il était bien mieux dans sa tête lorsqu'il faisait souffrir son corps.

Un jour, je l'ai retrouvé dans le local à poubelles, plié en deux, la tête au fond du sac, en train de saisir à pleine main des épinards à la crème encore tièdes, mélangés à des déchets en tout genre. Difficile de ne pas avoir des haut-le-cœur ! Et lui mangeait, convaincu que les épinards allaient faire du bien à ses intestins. Il se remplissait.

Les soignants, pour la plupart, le rejetaient et ne lui pardonnaient rien. Mais ils n'avaient plus conscience d'avoir en face d'eux un schizophrène en pleine détresse. Ils voyaient seulement quelqu'un d'insupportable qui faisait son possible pour les mettre hors d'eux. La notion de maladie avait disparu et les sanctions remplaçaient le soin. Jean donnait l'impression de leur tenir tête, de les provoquer. Mais, lorsque je travaillais, il me confiait :

« Restez avec moi, je suis plus calme quand vous êtes là. J'ai peur qu'ils me fassent du mal. »

Notre différence d'âge peut-être m'aidait à mieux tolérer. Et surtout, je ressentais cette souffrance qui le torturait et le rendait tellement détestable.
Il avait besoin de renouer des liens affectifs forts. Et l'hôpital devait être ce lieu privilégié où il pourrait recevoir une « attention maternelle » sans risquer d'être dévalorisé ou détruit, avec des soignants compréhensifs, permanents, inaltérables, capables, face à sa folie, de lui renvoyer autre chose que des sanctions, des privations et de la culpabilité. Hélas, mes jeunes collègues ne parvenaient déjà pas à maîtriser leurs propres réactions émotionnelles, comment auraient-ils pu l'aider à gérer les siennes ?

Jean essayait de décrire cette angoisse qui l'habitait en permanence, cette sensation d'anéantissement de tout son être, à la fois physique et psychique. Il avait l'impression, me disait-il, qu'il pouvait partir en morceaux, se défaire comme un puzzle, se dissoudre comme un château de sable et que ses pensées s'échappaient par un trou de son cerveau. Il doutait de qui il était, de sa valeur et de la nécessité pour lui de continuer à vivre. Parfois, cette angoisse ne reposait sur rien, sur aucune idée ; elle était sans cause, dans le vide. Pure et massive, elle l'écrasait, l'étouffait. Et lui tentait, par tous les moyens d'y échapper, d'y faire barrage. Il aurait mille fois préféré se blesser, se faire très mal. Une douleur physique, même très forte, aurait été ressentie comme un soulagement par rapport à cette atroce expérience qu'il vivait.

Je passais beaucoup de temps près de lui et mes collègues n'appréciaient pas :

« Tu vas te faire avoir, et puis, toi, tu es le bon, nous, on est les mauvais. »

Certains avaient pris la décision de ne plus s'occuper de lui, de le laisser seul le plus possible. Sans cesse, ils le rejetaient et refusaient systématiquement tout ce qu'il pouvait demander. D'autres préféraient l'ignorer en disant :

« De toute façon, tout ce qu'on peut lui dire, il n'en a rien à faire, il n'en fait qu'à sa tête ! »

Chaque fois qu'ils notaient quelque chose dans son dossier, cela ne pouvait être que négatif. Et des conséquences parfois terribles en découlaient... La maltraitance peut prendre bien des formes. En général, plus la maladie est sévère, plus le patient se sent isolé et dépendant, et plus le risque de maltraitance est élevé.
Lorsque ses parents appelaient, ils demandaient à me parler, et je prenais le temps de causer avec eux. Ils savaient que j'étais assez proche de leur fils. Si on pense que la psychose est la conséquence d'une perturbation du lien, surtout maternel, avec l'enfant, notre travail devrait donc consister à tenter de restaurer ce lien. Pour bien prendre en charge un malade, il est nécessaire d'impliquer ses proches. Le père et la mère de Jean avaient besoin de comprendre, de participer aux soins au lieu d'être tenus à l'écart et même culpabilisés. Ils n'allaient pas bien, eux non plus, et lui le ressentait. La schizophrénie est souvent une pathologie partagée par toute la famille.

Sa mère, surtout, n'en pouvait plus. Elle était épuisée. Le couple, en fait, allait très mal. Elle me confia que son mari faisait n'importe quoi, qu'il dépensait l'argent sans compter, qu'il sortait souvent et buvait beaucoup trop. Et surtout, elle n'osait pas le dire, mais il fréquentait des bars louches et, dans la rue, même en sa compagnie, il accostait les jeunes filles et les draguait sans aucune honte ni retenue. Elle ne le supportait plus et voulait demander le divorce.
J'essayais de la comprendre et de la conseiller au mieux. Depuis sa dépression, son mari n'était pas bien, tantôt complètement déprimé et tantôt surexcité. Et puis, il prenait ses traitements n'importe comment. Alors au lieu

d'envisager une séparation, il valait mieux pour le moment qu'elle le fasse hospitaliser. Il avait besoin de soins, même si elle ne parvenait pas à comprendre qu'une maladie puisse s'exprimer par de tels comportements.
Il se retrouva donc en placement. Et en l'apprenant, Jean eut du mal à réaliser : son père avait une maladie psychiatrique et il était soigné contre son gré ! Ce fut à partir de ce jour qu'il commença à aller mieux, comme s'il n'était plus le seul à porter la souffrance.

Son angoisse diminua d'intensité. Il critiqua ses tocs, les trouvant même ridicules et inutiles. Peu à peu, il prit conscience de ses troubles et parvint à mieux gérer ses émotions. Et cette amélioration se traduisit dans son allure, dans sa façon de manger, de parler.
Il nous donnait l'impression de retrouver tout son savoir-vivre. La maladie n'avait rien détruit.

Lorsque l'état du patient s'améliore, il devient plus apte à communiquer, alors on fait davantage attention à lui et, du coup, il est moins vulnérable.
Jean trouva enfin une place de malade. Et sans faire de distinction entre les soignants ni conserver de rancune, il accepta qu'ils deviennent ses alliés et put réellement prendre un appui sur eux. Et ils découvrirent alors que le schizophrène tantôt détesté pouvait se montrer plein d'attention et de délicatesse.
Son intelligence et son éducation, bases solides de sa personnalité, l'ont beaucoup aidé. Très vite, on lui proposa l'hôpital de jour et un appartement thérapeutique.

Et puis, il y eut le mariage de son frère, sur une île de l'océan Pacifique. Il tenait absolument à y aller et organisa le voyage avec ses parents. Tout le monde pensait qu'il ne pourrait pas supporter, on s'attendait à un rapatriement sanitaire. Mais non seulement il a pu le faire, mais il en est revenu enchanté et en pleine forme. Et avec les photos d'une petite amie qu'il avait rencontrée là-bas.

Il conservait quand même en lui cette peur de la rechute qu'il évoquait souvent. Sa maladie restait toujours présente, il le savait :

« Je ne voudrais pas que ça recommence, j'étais tombé vraiment très bas ! »

Et je lui répondais :

« Mais ça ne sera pas pareil, parce que maintenant, tu connais le chemin pour remonter ! »

Ce patient m'a beaucoup appris sur sa maladie et m'a permis de partager avec lui une relation aussi forte qu'enrichissante. Que ce soit le soignant qui puisse être reconnaissant, cela peut paraître incongru, mais c'est ainsi !

Il nous a emmenés tous très loin dans sa folie au point que, parfois, elle en est devenue contagieuse dans le service… et même dans sa famille.

Une famille formidable

Grand et tout mince, avec une énorme toison rousse bien crépue, Madani était un Kabyle aux yeux bleus de trente-huit ans. Il arrivait d'un service de gastroentérologie où on l'avait gardé plusieurs mois suite à une lourde intervention chirurgicale. Il avait fallu lui retirer l'œsophage et l'estomac, entièrement brûlés par une absorption volontaire d'alcali. Et afin de refaire la continuité du tube digestif, les

médecins réalisèrent une plastie[22] avec un morceau de son intestin. Une cicatrice énorme lui parcourait le tronc, depuis sa gorge jusqu'au nombril.
Placé quelque temps en coma artificiel, son pronostic vital avait été engagé. Il survécut, après avoir perdu la moitié de son poids. Il faisait à peine quarante-cinq kilos et sa grande taille accentuait sa maigreur.

Il était né en France, d'une mère sage-femme et d'un père mineur. Le couple avait eu huit enfants, quatre filles et quatre garçons. La mère n'accordait son attention qu'aux premières, les autres, mâles nés, elle les rudoyait et les privait de soin. Il lui arrivait même de les enfermer dans des placards. Le père, malade de la silicose depuis des années, se maintenait en vie grâce à la bouteille d'oxygène qu'il traînait en permanence derrière lui. Lorsque la mort l'emporta, sa femme put alors se débarrasser définitivement de ses fils. Madani venait d'avoir ses six ans.

Trimbalé pendant des années de famille d'accueil en famille d'accueil, il termina dans un foyer en Ardèche tenu par des religieuses où il resta assez longtemps. Bien encadré, il y trouva un peu de stabilité et de l'affection. Il s'était fait à l'idée de ne pas vraiment avoir de famille ou de ne pas pouvoir compter sur la sienne. Il y pensait souvent, mais cela ne le perturbait pas. Le foyer représentait maintenant sa maison et les éducateurs étaient un peu ses parents. Grâce à eux, il avait pu bénéficier d'un rudiment de scolarité suffisant pour savoir lire et écrire. Le centre hospitalier de la région se chargeait de la surveillance psychologique, et à l'exception de quelques bouderies caractérielles, son comportement ne posait pas de problème. Il travaillait même un peu dans l'atelier protégé de menuiserie.

---

[22] Plastie : technique chirurgicale visant à reconstruire un élément anatomique du corps humain abîmé.

Lors du décès de la mère, ses frères et sœurs ont tout à coup redonné signe de vie. Et ils ont insisté pour que Madani revienne sur la région, en lui promettant qu'ils s'occuperaient bien de lui et qu'il aurait sa place parmi eux. Malgré les mises en garde de ses éducateurs, il n'a pas pu dire non. Il s'est laissé gagner par cet espoir de retrouver sa famille et de renouer ces liens affectifs qui lui manquaient tellement.
Sauf que personne ne souhaitait l'accueillir dans sa propre maison et aucune démarche n'avait été entreprise pour lui trouver un logement. Alors, une fois arrivé sur place, il dut se contenter d'une petite chambre dans un foyer de jeunes travailleurs. Il eut beaucoup de mal à admettre qu'il avait peut-être commis une erreur. Mais il voulait encore croire à sa famille !
Quand il parvenait à les joindre au téléphone, ils lui disaient qu'ils n'étaient pas disponibles. Puis il tomba de plus en plus souvent sur les répondeurs et laissait des quantités de messages… Les blessures anciennes, à peine refermées, se réouvrirent.

Et seul, dans son minuscule studio, Madani a craqué. Plusieurs jours de suite, il cria par la fenêtre en balançant ses affaires sur le trottoir et la chaussée. Avertie par le concierge du foyer, une de ses sœurs lui promit de lui rendre visite le dimanche suivant. Mais elle n'est jamais venue et, sur un coup de tête, il prit ce qui lui tomba sous la main. Il avala une partie du contenu de la bouteille d'alcali laissée par la femme de ménage.

Vers cinq ans, alors qu'il était encore au domicile familial, il avait sauté par la fenêtre et s'était brisé les deux jambes. Les pulsions mortifères de la mère envers son enfant se répercutent dans son comportement à lui, sous forme d'une autodestruction. C'est elle qui conduit le geste suicidaire de

son petit qui n'a pas encore de véritable espace psychique différencié.
Une mère « sage-femme » qui n'aime pas son enfant ! Comment imaginer que cela puisse être possible ?

Depuis son jeune âge, Madani était habitué à vivre avec la souffrance. Et il n'a rien senti en absorbant l'alcali, en se cassant les deux jambes non plus. Et même, dans sa tête, il était mieux, se sentant apaisé, soulagé.

Lorsqu'il arriva dans le service, après le long séjour en gastroentérologie, son état physique restait encore bien fragile. Et selon les médecins, son espérance de vie risquait d'être très courte. On venait de lui enlever la sonde naso-gastrique qui le nourrissait. Maintenant, il fallait qu'il réapprenne à manger, peu à la fois, et en six petits repas par jour, composés exclusivement d'aliments mixés et hyperprotéinés. Il ne les trouvait pas bons. Et sa digestion se faisait mal. Des diarrhées survenaient souvent immédiatement après les repas. La nourriture n'avait pas le temps d'être assimilée et ne lui profitait pas.
Parfois, comme il avalait de trop grosses bouchées et qu'il ne mastiquait pas assez, il peinait pour déglutir, les aliments se bloquaient et il fallait qu'il se fasse vomir. Ou bien il faisait une fausse route et ne s'arrêtait plus de tousser. Il s'ensuivait alors d'inévitables infections pulmonaires. Très souvent, il ne terminait pas ses repas. C'était donc une lutte continuelle et acharnée pour ne pas qu'il maigrisse davantage, surtout les premiers temps.

Alors, pensant bien faire, pour compenser et pour lui faire plaisir, on lui donnait beaucoup de choses très sucrées, des compotes, des desserts, du chocolat. Et lui, de son côté, se faisait parfois acheter des bonbons. Son taux d'insuline grimpait en flèche pour digérer tout cet apport de sucre et dégringolait d'un coup après, provoquant des crises d'hypoglycémie réactionnelle. Il devenait tout pâle, marchait en zigzaguant et semblait complètement confus ou même hilare. On aurait pu facilement croire qu'il venait de s'alcooliser.

Parmi les soignants, une partie pensait qu'il était certainement débile léger et qu'il ne comprenait pas tout. D'autres, ayant remarqué chez lui cette capacité à nier, à ne pas voir ou à échapper à la réalité, le considéraient davantage comme un psychotique.
Chaque enfant reste un cas particulier. Mais la carence affective, surtout dans les premières années de la vie, induit une dysharmonie de tout le développement ultérieur. En général, les troubles psychotiques apparaissent tardivement. Les spécialistes parlent alors d'une « psychotisation d'un processus déficitaire de base ». Mais on pourra toujours se demander si c'est une débilité qui s'est « psychotisée » ou une psychose qui s'exprime sous le mode déficitaire. On appelait autrefois ces enfants des « arriérés ».
Quoi qu'il en soit, se sentir rejeté au moment où l'on en a le plus besoin représente un traumatisme important responsable d'une angoisse d'abandon qui perdurera toute la vie.

Madani ne supportait pas de ne pas être comme les autres et de ne pas pouvoir manger comme eux. Sa psychose ou sa débilité l'empêchaient de mesurer les conséquences de sa tentative de suicide. Et il ne se rendait pas compte que, non seulement, il avait failli mourir, mais que, dorénavant, sans œsophage et sans estomac, il ne vivrait pas normalement.
Alors, dans sa chambre, tout seul, quand il se sentait mal, il vociférait, il criait contre des ennemis, des coupables… Il fallait bien qu'il en trouve. Comme au foyer, il ouvrait sa fenêtre et accusait le médecin, c'était lui qui avait dit à sa famille de ne pas venir le voir. Ou alors des personnes de l'hôpital, un infirmier ou sa tutrice. C'était sa façon à lui de

protéger sa famille. Eux, bien sûr, voulaient l'aimer, mais il y avait des gens qui les en empêchaient. La douleur morale était telle que la défense psychotique y faisait barrage avec le délire.

Parfois, lorsque les aliments se coinçaient dans sa gorge, une boule se formait sur le côté de son cou et elle grossissait à mesure qu'il mangeait. Certains infirmiers disaient que, comme le hamster, il était capable d'emmagasiner une quantité incroyable de nourriture dans ses bajoues. Madani s'énervait ; il appuyait dessus, la malaxait, la tordait, et finissait par lui donner de grands coups de poing. Forcément, à l'intérieur, cela faisait du dégât. En plusieurs fois, une fistule apparut, sorte de trou par lequel ressortaient les aliments et surtout les liquides. Alors, il devait repartir pour des semaines en service de médecine. Heureusement, la chirurgienne qui s'occupait de lui, depuis le début, avait compris que la meilleure des interventions ne servirait à rien, si à côté de cela, il n'y avait pas entre eux une relation affective assez forte. Elle savait lui parler, en utilisant des mots simples. Il était repassé dans ses mains peut-être dix fois déjà. Elle ne connaissait certainement pas son histoire, mais elle lui prodiguait tous les bons soins d'une mère aimante pour lui permettre de manger, grossir et vivre. Souvent, elle appelait dans le service pour prendre de ses nouvelles et même demandait à lui parler au téléphone. Et lui, quelques fois, passait lui dire bonjour.

Peu à peu, son état se stabilisa, les repas se passaient mieux. Son alimentation semblait suffisante pour lui permettre de se maintenir autour des cinquante kilos. Et il commençait même à prendre un peu du ventre ! Effectivement, une curieuse petite poche, jouant le rôle d'estomac, s'était formée naturellement sur le morceau d'intestin. Et il prenait plaisir à soulever son pull pour nous la montrer, lorsqu'il avait fini de manger. Parfois, l'organisme a des capacités de récupération étonnantes ! Il sortait, allait acheter ses cigarettes et se payait, en cachette, une petite bière. Je lui ai rapidement conseillé de prendre de préférence celles sans alcool.

Tout au long de son parcours, Madani exigea des soins attentifs de notre part. Pour beaucoup de soignants, la prise en charge parut assez lourde. Il allait mieux, mais il avait pris l'habitude que l'on soit beaucoup plus tolérant avec lui. Par rapport aux autres patients, il bénéficiait quand même d'une place privilégiée. Alors, il faisait moins attention aux horaires, sortait plus souvent et plus longtemps et rentrait même après les repas. Et quelques fois en ayant un peu dépassé la limite sur la consommation de bière. Il s'accordait certaines libertés… l'équipe n'a pas tardé à réagir.
On décida de liquider son studio qui lui coûtait bien trop cher et dans lequel il n'allait certainement pas retourner. C'était tout petit, mais il avait quand même entassé pas mal d'affaires. Il fallut procéder à un tri, parce que l'on ne pouvait pas tout ramener, la place dans le placard de l'hôpital étant très limitée. Ce fut un moment difficile pour lui : comment faire rentrer toute sa vie dans deux petites valises et accepter de jeter le reste ?
Madani avait cette manie d'accumuler les objets, de conserver un stock d'argent ou de cigarettes, d'acheter et d'entasser des choses inutiles. Le sentiment de garder, d'avoir une réserve secrète, donne une impression de sécurité. Il verrouillait ses affaires dans son armoire pour les protéger, leur donner de l'importance et les retrouver avec plaisir, alors que sa mère l'enfermait pour le priver et le punir dans un geste de désamour. Il s'offrait souvent des petits cadeaux qu'il ne prenait même pas le temps de déballer. Immédiatement, ils allaient s'ajouter à son trésor caché. La douleur émotionnelle du manque d'amour de la mère se répercute dans la peur de perdre ou de manquer. Et

tous ces objets accumulés, ridicules et sans valeur pour nous, faisaient réellement partie de son existence.

Comme il réclamait des bons d'argent un peu trop souvent, des collègues bien intentionnés ont voulu surveiller cela de plus près. Un jour, ils procédèrent en son absence à l'ouverture de son placard, pour faire un inventaire. Et ils découvrirent au moins dix porte-monnaie, tout neuf, vides bien sûr, des CD de musique encore sous blister, des porte-clés et divers objets qu'il devait conserver depuis des années. Il y avait aussi plusieurs pots de café en poudre, des gâteaux, du chocolat, des bonbons et puis des paquets de cigarettes, en grande quantité. Ils décidèrent de ne plus lui faire de bons d'argent tant qu'il n'aurait pas épuisé toutes ses réserves. Pour lui, la sanction fut terrible. Il pleurait, il implorait. Cette intrusion dans ses souvenirs, dans sa vie, le blessa profondément et surtout brisa le lien de confiance avec l'équipe. Il devint distant et méfiant.

Une énième restructuration se préparait dans l'hôpital, il fallait encore libérer des lits et on considéra que Madani faisait partie des patients pour lesquels on ne pouvait plus espérer d'amélioration. Il avait perdu sa place surtout dans la tête des soignants qui se déculpabilisaient en affirmant que le service n'était pas une famille.
Le triage des malades qui s'effectue aux urgences scandalise parfois l'opinion publique ; en psychiatrie, il est pratiqué depuis très longtemps, en silence.

Et Madani a refait encore une fois ses valises pour partir rechercher l'affection ailleurs…
Il est mort d'un cancer dans les mois qui ont suivi.

Une légiste en psychiatrie

Un jour, l'équipe vit arriver dans le service un nouveau médecin, une femme, ayant une formation de légiste. Et personne n'a jamais vraiment compris pourquoi elle était venue exercer ses talents dans le milieu de la maladie mentale.
Sans doute en avait-elle assez des odeurs de cadavres et des morts suspectes !

Pour remédier au manque cruel de psychiatres dans les hôpitaux, un décret du ministère offrait à tous les médecins, même généralistes, la possibilité de rejoindre la spécialité. Et au bout d'une simple période d'évaluation de six mois par un supérieur, on les nommait praticiens, aptes à exercer. C'était dire l'importance que l'on accordait aux particularités des soins en psychiatrie. Comme pour les infirmiers d'ailleurs, plus aucune formation spéciale ne semblait nécessaire.

Notre légiste se montra assez démunie, sans expérience, et elle révéla aussi une certaine rigidité de caractère qui risquait de lui causer quelques difficultés pour supporter les excentricités de certains malades et de la folie en général. Elle nous proposa, afin de travailler ensemble en bonne entente, de se tutoyer. Elle partageait les repas avec nous et appréciait les moments d'échange. On sentait qu'elle avait besoin de s'appuyer sur l'équipe à la fois pour maîtriser ses appréhensions et pour apprendre.
Élevée par des grands-parents autoritaires et surtout par un grand-père médecin militaire, elle avait connu la rigueur des casernes et l'obligation de faire les mêmes études que lui pour se destiner sans doute à la même carrière. Elle parvint à échapper à l'armée, mais avait-elle vraiment le désir de soigner les autres ? Son choix se porta sur les morts.

Derrière une apparente froideur au premier contact, héritage de ses expériences de légiste, on percevait paradoxalement chez elle une certaine sensibilité au mal-être et à la souffrance. Et ses débuts en psychiatrie semblaient un peu la déstabiliser. Elle voulait faire son travail de façon irréprochable, arrivait tôt et partait tard et commençait souvent ses journées par une prise d'anxiolytiques.

Le chef de service la chargea aussitôt de s'occuper d'un nouveau patient en placement d'office. Cela représentait pour elle une belle entrée en matière.
Mais elle comprit immédiatement que les relations avec son supérieur seraient difficiles. Caché derrière ses lunettes noires et sa barbe touffue qui lui mangeait la moitié du visage, il acceptait de lui donner carte blanche dans cette prise en charge, sauf pour les traitements médicamenteux, qu'elle ne pourrait délivrer qu'avec son accord. Il se réservait l'indiscutable pouvoir de la prescription et, à sa façon de la dévisager à ce moment-là, on lut tous dans ses pensées :
« Tu veux faire de la psychiatrie, tu vas être servie ! »

Nous, infirmiers et infirmières, étions habitués à l'exercice. Avec sa grosse voix, il tâchait d'en imposer. En réalité, il était plutôt timide et son physique n'avait rien d'impressionnant. Mais il ne supportait pas qu'on lui tienne tête. Il aimait diriger, avoir son personnel à ses pieds. En réunion, il écoutait les autres, se montrait en apparence compréhensif, en les laissant croire qu'ils pouvaient donner leur avis et qu'ils seraient entendus. Mais au bout d'un moment, lui seul finalement décidait, sans tenir compte de tout ce qui avait été dit auparavant. Seule une femme, de préférence en tête à tête et en usant savamment de ses charmes, pouvait le faire changer d'avis.
La légiste comprit donc qu'elle allait devoir s'imposer et pas seulement avec les patients.

Alors, elle s'efforça de voir régulièrement en entretien le nouveau venu, prénommé Henri, pour déterminer sa pathologie et essayer de l'apprivoiser. Il se tenait assis sur le bord de la chaise, le torse bien droit et les bras croisés. Il semblait sur ses gardes. On remarqua qu'il tremblait. Et par moments, il se levait, comme s'il s'apprêtait à partir. Sur les conseils du médecin, il se rasseyait. Elle lui demanda s'il était triste de se retrouver hospitalisé contre son gré et lui expliqua en quoi consistait son placement d'office. Mais il restait le visage figé, sans aucune expression.
Henri ne savait ni pleurer ni rire, et ne réclamait qu'une chose : retourner dans son village, chez lui, pour lire le dictionnaire et écouter sa musique.
Selon elle, il s'agissait d'un attardé mental, incapable d'élaboration. Il présentait sans doute des fondements de psychose, mais avait surtout été bercé trop près des murs. Avec l'aval de son supérieur, elle prescrivit des tranquillisants et quelques neuroleptiques, dont un plus sédatif, qu'elle avait l'air de bien connaître et qu'elle appelait : « l'assouplisseur du caractère ».

L'assistante sociale du service mena son enquête. Henri vivait seul dans la maison de famille, sans aucun ami, car son père lui recommandait de se tenir à distance de tout le monde. Il lui obéissait et le craignait, même s'il avait fini par s'habituer à ses coups et à ses humiliations. C'était l'unique personne qui s'occupait de lui, alors, par peur de la séparation et de l'abandon, il acceptait la soumission, quitte à devenir le souffre-douleur. Privé de sa mère dès son plus jeune âge, qui était elle-même victime de mauvais traitements, il s'était construit ainsi, sur ce manque d'affection, sur cette insécurité qui le rendait dépendant.

Dans le village, on le considérait comme simplet. Et, malgré sa stature imposante, il n'impressionnait pas autant que son père. Ce dernier s'était disputé avec de nombreux voisins et avait intenté des procès contre eux et même contre le maire. Il habitait maintenant en ville et laissait son fils tout seul. Orgueilleux et sûr de lui, il se vantait d'être devenu patron par le travail et la volonté. Mais une ombre ternissait sa belle réussite : son fils. Il représentait une erreur, un échec cuisant. C'était un faible et il méprisait les faibles.

Pour tromper sa solitude, Henri prit l'habitude d'aborder une jeune fille du village, mais sans mauvaises intentions. Il voulait juste causer avec elle et surtout lui réciter les définitions des mots compliqués du dictionnaire. Comme elle le connaissait, elle n'avait pas peur de lui. Mais il se montra sans doute un peu trop insistant. Et avec son apparente niaiserie et son petit rictus, peut-être cachait-il quand même quelques perversités, transmises par son père. Les parents de la jeune fille allèrent trouver le maire. Celui-ci, après avoir recueilli les témoignages des voisins, fit jouer ses relations et on jugea qu'une hospitalisation en psychiatrie s'imposait.
En réalité, si les gens du village ne voulaient plus du fils, c'était surtout pour être sûrs de ne plus rencontrer le père.
Ce dernier passa une ou deux fois à l'hôpital, accompagné d'un ami qui était chargé d'aller voir Henri dans sa chambre, alors que lui attendait dehors dans la voiture. Cet ami était très gêné. Il n'en parlait pas, mais on sentait qu'il ne pouvait pas faire autrement, car il travaillait sous ses ordres. Et il renouvela plusieurs fois ses visites, seul, disant qu'il prenait le gamin en pitié et finalement nous annonça que le père avait décidé de ne plus revenir.
Henri n'en fut pas surpris. On espérait alors pouvoir lire une émotion sur son visage. Il nous regarda, impassible, les bras croisés sur son ventre rebondi, avec le même petit rictus.

Face à lui, je ne me sentais pas en danger. Il n'était pas délirant et ses actes et ses pensées n'obéissaient pas à des ordres intérieurs. Par contre, il réclamait avec insistance et

régularité, au cours des entretiens médicaux, de pouvoir partir en permission chez lui, pour revoir sa maison et ses affaires. Et il avait bien compris à qui il devait en faire la demande. Le médecin essaya de l'en dissuader, mais il s'entêtait, incapable d'expliquer vraiment ce qu'il voulait retrouver. Sans doute un peu de son passé. Il nourrissait aussi l'espoir bien éphémère d'obtenir le pardon de son père, en lui prouvant qu'il pouvait mener une vie normale et correspondre enfin à ses attentes. Cette maison, c'était la seule chose qui le reliait encore à lui et à son histoire.
Le médecin se laissa attendrir, ce qui surprit le malade autant que nous. Elle accepta de lui accorder deux jours de permission, et, aussitôt un sourire illumina son visage. On organisa donc le voyage avec un transport en taxi. Mais, la veille au soir, l'ami nous apprit au téléphone que le père avait vidé la maison pour la mettre en vente. Et il ne souhaitait plus entendre parler de son fils.

Henri en fut informé, peut-être d'une façon un peu brutale. Depuis le début, le médecin ne se gênait pas pour écorner la figure paternelle en prenant un certain plaisir à mettre en évidence tous ses défauts :

« Il est violent, égoïste, orgueilleux… »

Elle reçut alors son poing dans la figure. Le coup partit sans qu'elle puisse l'esquiver et le patient lui-même s'en étonna. Il fut immédiatement placé en isolement, mais il se laissa faire et, évènement à inscrire dans les annales de la psychiatrie pour sa rareté, il nous aida à attacher les sangles en gardant son petit sourire en coin. Et on pouvait lire dans son regard presque de la satisfaction, il devenait important et on s'occupait de lui.
La légiste, appuyant une compresse froide sur son œil douloureux, rouge et enflé, l'avertit qu'une sanction allait certainement tomber. Des membres de l'équipe la confortèrent dans cette idée qu'un médecin doit tout faire

pour protéger son image. Elle rédigea donc une demande de placement en UMD[23], validée aussitôt par son supérieur.

Henri patienta sagement plusieurs mois avant son départ. Mais il supportait bien de rester au lit, maintenu nuit et jour sur le dos par des sangles bien ajustées. Il aurait pu s'exciter, crier, voire même devenir agressif, comme beaucoup de malades dans cette situation. Non, il resta calme et poli au point de nous mettre mal à l'aise. La décision n'avait-elle pas été prise trop rapidement ?
Les coups encaissés régulièrement par les infirmiers, toujours en première ligne, n'entraînent que très peu de sanctions. Il en va tout autrement quand il s'agit d'un médecin.

« Il faut faire les choses correctement jusqu'au bout, c'est nécessaire, sinon le malade ne comprendra pas », affirma la légiste.

J'ai accompagné Henri dans une UMD du sud de la France, avec la consigne de le laisser contenu sur le brancard de l'ambulance tout le long du trajet. Mais, bien avant la fin, je lui ai détaché les mains et le torse, pour qu'il puisse s'asseoir et regarder au-dehors.
Et il observa l'entrée, avec le sas de sécurité, les portes qui se refermaient après notre passage. Il y avait plusieurs unités dans une enceinte sécurisée par des sauts de loup, sortes de fossés destinés à éviter les évasions et par de hauts murs surmontés de barbelés. Il me regarda, toujours avec son petit sourire, puis me dit :

« On ne doit pas rigoler ici ! »

---

[23] UMD : Unité pour malades difficiles. Il y en a dix en France. Ce sont des établissements spécialement aménagés pour accueillir des patients qui présentent un danger et qui exigent des mesures de sûreté particulières.

Isolé en chambre sécurisée pendant vingt-quatre heures, il respecta sagement tous les ordres qui lui étaient donnés. L'équipe qui le prit en charge téléphona quelques jours plus tard pour dire qu'ils ne comprenaient pas pourquoi on leur avait adressé ce patient. C'était une personne fruste, certes, mais plutôt soumise, assez bien élevée et, de toute évidence, sans danger. Il participait maintenant aux activités et tout se passait bien.
La légiste se justifia en reparlant du coup de poing. Mais avait-il vraiment été dirigé contre elle ? Durant un instant, elle incarna peut-être cette mère qui avait préféré l'abandonner plutôt que de faire face à la violence de son mari.

Alors que son séjour dans cet hôpital spécial se poursuivait tranquillement, le père se retrouva aux urgences psychiatriques, à la suite d'une alcoolisation massive avec agitation et violence sur la voie publique et envers les forces de police.
Dès qu'elle le sut, notre médecin décida de l'accueillir en service !
On tenta bien de l'en dissuader. Mais elle insista :

« Henri n'est pas là, il n'y a rien qui m'en empêche. »

Il arriva, quasiment inconscient, avec quatre grammes d'alcool dans le sang et dormit pendant deux jours.
À son réveil, il se montra peu causant. Mais, à notre grand étonnement, il ne demanda pas à pouvoir partir. Il n'allait vraiment pas bien et son ami appela dans le service pour nous le confirmer :

« Il ne supporte plus rien et boit de plus en plus, surtout depuis qu'il a appris que son fils était comme en prison. Il a craqué, mais de toute façon, il fallait bien que ça s'arrête un jour. »

Habitué à fréquenter beaucoup de monde, à rencontrer des notables, des personnes haut placées, il menait une vie sociale très intense. Sous ses ordres, des gens s'affairaient et lui obéissaient. La réussite personnelle, l'argent, le pouvoir, il s'était battu pour obtenir cela.
Et il se retrouvait tout à coup épuisé, vidé, effondré. Et surtout seul. Maintenant malade, il n'avait plus d'ami. Mais en avait-il vraiment eu avant ?
Toutes ses relations importantes lui tournaient le dos. Et il le savait, très vite, il serait remplacé et on l'oublierait. Il demanda quelques fois à pouvoir consulter les messages sur ses téléphones, mais il n'y en avait jamais un seul ! Même son ami s'était éloigné.
En entretien, et pourtant, devant une femme, il pleura, faisant ce triste bilan :
« Des années de ce travail et de sacrifice pour en arriver là et finir chez les fous ! »

Combien sont-ils, comme lui, à vivre sur leur piédestal, persuadés d'être puissants, indispensables, connus, respectés ? Jusqu'à ce que des zones de fragilités fissurent leur apparente solide personnalité et, tout à coup, ils s'écroulent en mille morceaux.

Finalement, notre médecin avait eu raison de l'hospitaliser, le plus malade des deux, entre le père et le fils, n'était peut-être pas celui que l'on croyait !
À son retour d'UMD, on retrouva Henri identique à lui-même, content de nous réciter toutes les nouvelles définitions de mots compliqués qu'il avait apprises par cœur. Il entra par la suite dans un foyer, son dictionnaire sous le bras, et ne posa jamais de problème.

Délire à deux

Les cas de délire à deux, [24] en psychiatrie, sont suffisamment rares pour être considérés comme des curiosités. Dans une espèce de folie partagée, les convictions délirantes se transmettent de l'un à l'autre. La maladie met donc en jeu non pas une personne, mais deux, qui, en général, vivent sous le même toit et dans une grande intimité. La première, assurément atteinte initialement d'un trouble du jugement, va peu à peu amener la deuxième à adopter le même raisonnement qu'elle.
Des générations de médecins aliénistes se sont passionnées pour cette entité bien particulière dans laquelle la folie semblait contagieuse, capable de se transmettre comme une maladie bactérienne ou virale. Ils préconisaient alors toujours la même mesure thérapeutique : séparer les deux sujets. Et celui qui n'était pas à l'origine de la pathologie simultanée renonçait assez vite à sa fausse croyance, tandis que l'autre maintenait sa conviction. Ils en concluaient que l'un était fou, au sens social du terme, et que l'autre ne l'était pas.

Pour de nombreux praticiens, ce trouble psychiatrique reste encore mystérieux, surtout quand Dieu ou le diable se mettent de la partie.
Ce fut le cas pour Marie et son fils.

Ils habitaient dans un vieil appartement insalubre, situé dans le quartier le plus pauvre de la ville. Elle devait avoir autour de quarante ans lorsque je l'ai connue, et son fils, vingt-deux. Originaire du Nord, elle en conservait toujours l'accent et même quelques expressions « ch'ti ». Des

---

[24] Délire à deux, psychose partagée ou trouble délirant induit, le cas d'école souvent cité en psychiatrie est celui des sœurs Papin en 1933. Isabelle Bédouet, dans son livre « *Le crime des sœurs Papin* » éditions Imago, 2016, en propose une excellente analyse.

cousins éloignés, près de la Belgique, constituaient sa seule famille, mais elle ne gardait plus aucun contact avec eux. Elle s'était retrouvée dans notre région en suivant son mari, pour le travail. Elle parlait de lui comme d'un très bon ouvrier, mais nous confia qu'à la maison, il ne la rendait pas heureuse. Et quelquefois, la nuit, des années après, elle se réveillait en sursaut, persuadée qu'il allait revenir. Puis, reprenant pied dans la réalité, elle se rassurait. Par chance, il avait trouvé une autre femme et était parti avec elle. Et tous les jours elle en remerciait Dieu, car ce fut une vraie délivrance, pour elle et son fils. Maintenant, ils restaient tous les deux, sans aucune aide financière de la part de ce mari duquel elle n'avait pas divorcé.

Belle, sans aucune ride, avec des traits fins, des yeux d'un bleu profond et de longs cheveux qu'elle tressait parfois, elle semblait rayonner, affichant un sourire béat qui ne pouvait laisser indifférent. Marie était aussi une personne d'une gentillesse peu commune, avenante et polie, attentionnée et sensible. Elle avait eu un emploi de femme de ménage dans une maison de retraite quelques années auparavant. Et puis, on lui aurait dit qu'il n'était plus possible de la garder et son contrat prit fin. Peut-être commençait-elle à ne pas aller très bien ? Insensiblement, elle s'isola avec son fils dans leur appartement, persuadée que le monde extérieur représentait une menace dont il fallait se protéger. Une voisine, amie, les signala à l'assistante sociale de secteur.
Et le médecin nous confia l'affaire. Nous avions pour mission de les ramener à l'hôpital. L'amie devait être présente pour intervenir, si nécessaire, afin de nous faire ouvrir la porte. Et elle nous attendait en bas de l'immeuble et nous dit :

« On s'est rencontré à l'Église et on est devenues assez proches. J'essaye de l'aider comme je peux, je ne suis plus très jeune. Vous verrez, elle est un peu spéciale, mais il ne faut pas trop écouter ce qu'elle dit, ce n'est pas toujours vrai, et je ne sais pas où elle va chercher tout ça d'ailleurs. Mais elle n'est pas méchante et c'est une personne tellement gentille ! Le problème, c'est plutôt son fils, il est bien perturbé aussi, le pauvre garçon ! »

L'appartement ne comptait que deux pièces assez étriquées. Il y régnait un désordre épouvantable. Depuis longtemps, sans doute, le plancher n'avait pas vu passer l'ombre d'un balai. Dans la cuisine, la vaisselle sale débordait de l'évier. Et dans la chambre, deux lits, avec les draps maculés de taches et tout chiffonnés, se trouvaient séparés d'une chaise sur laquelle siégeait le pot de la cafetière électrique rempli de mégots de cigarettes. Sur l'armoire et sur les murs s'alignaient les crucifix et les images pieuses.

Le fils, très peu vêtu, assis en tailleur à même le sol, se tenait dans un coin les yeux fixes, comme en méditation. Je le surveillais, à moitié rassuré. Marie, qui surprit mon regard, me dit :

« C'est mon fils, Ange, il est en prière. »

Alors, elle commença à nous faire part de sa foi profonde. Le Seigneur était tout le temps avec elle, elle lui parlait, et souvent il lui répondait ou lui faisait des signes qu'elle seule pouvait interpréter. Elle avait des visions, des illuminations, des révélations, mais, pour elle, voir et entendre ne prenaient qu'un sens figuré. Il s'agissait d'une union mystérieuse, d'un véritable mariage mystique. Elle communiquait avec l'être surnaturel par les sens de la vue, de l'ouïe, du toucher et même de l'odorat. Elle disposait aussi d'une sorte de sensibilité corporelle. Ses viscères et surtout ses organes intimes savaient s'émouvoir, frémir de toutes les impressions venues du ciel. Jésus avait pris place en elle, dans son corps, pour lui transmettre ses pouvoirs et

lui permettre enfin de connaître le bonheur. Ainsi s'était opérée une véritable modification de sa personnalité physique et psychique.
Et, en reprenant un des passages du Cantique des cantiques, elle implora, levant les yeux au ciel :

« Qu'il m'embrasse de ses baisers et de sa bouche. » (1,1)

Et elle entendit Jésus lui répondre :

« Tes seins ressemblent à deux cabris, aux jumeaux d'une gazelle qui broute dans des champs fleuris. » (4,5)

Sans aucun doute possible, le Seigneur l'aimait et, dans cet amour infini, il lui avait fait un cadeau exceptionnel, son fils, Ange. Effectivement, avec ses cheveux blonds bouclés, sa figure ronde, ses yeux bleus et sa peau très blanche, il avait bien le visage d'un chérubin !

« Il est plein de pureté et d'innocence », nous dit Marie en adoration devant lui.

Je commençais à comprendre que, pour eux, la religion n'était pas qu'une simple conviction, mais une réelle conviction délirante.

Ange sortit alors de sa méditation et se tourna vers Marie. Ils parlèrent de protection divine, de révélation, de Jésus et du démon. Ils firent de nombreux signes de croix. L'amie me regarda en soulevant discrètement les épaules.
Et le chérubin avait à peine remarqué notre présence. Il semblait évoluer dans une sorte de bulle coupée du monde. Avec sa mère, ils se regardaient constamment et, dans une immense complicité, ils échangeaient certainement les mêmes pensées, tous deux en communion parfaite avec l'Éternel.
Mais Dieu n'était pas le seul à leur rendre visite. Marie expliqua que, lorsqu'elle se levait le matin, elle retrouvait

sa maison toute sale, avec de la poussière partout, et parfois, la nuit, on entendait des bruits épouvantables.

« Et regardez ! La preuve, toute cette vaisselle dans l'évier, ce n'est pas nous. Il vient la nuit, c'est le démon ! »

J'ai failli lui demander si c'était lui aussi qui remplissait la cafetière de mégots de cigarettes !

Des chapelets et tout un tas de bondieuseries se trouvaient disséminés un peu partout dans l'appartement pour chasser le Malin, pour le contrer. Et ils portaient chacun une croix autour du cou. Mais cette production délirante assez importante, communicative et bien partagée ne générait pas trop d'angoisse. En tout cas, ni l'un ni l'autre ne paraissaient en souffrir. Et mise à part la saleté démoniaque de l'appartement, la situation ne présentait pas de danger pour eux-mêmes ni pour les voisins. Personne n'avait encore porté plainte.
Mais pour suivre la consigne, on leur proposa de venir avec nous à l'hôpital, afin de rencontrer le médecin et l'assistante sociale. L'amie insista en disant qu'ils pourraient par la suite avoir quelqu'un pour le ménage et bénéficier aussi d'une aide financière. Un bon nombre de factures impayées traînaient près de l'évier, certaines enveloppes n'avaient pas encore été ouvertes et on venait de leur couper le téléphone. Quant au frigo, il ne contenait que de rares aliments périmés. Alors, ils acceptèrent de nous suivre.

Marie fut hospitalisée dans notre service et Ange dans celui du dessous, avec interdiction de se rencontrer. Elle en était très malheureuse et commençait à regretter d'être venue à l'hôpital. Ange eut encore plus de mal à supporter la séparation. Il s'excita et le médecin dut se résoudre à le fermer en chambre pendant quelque temps. Inutile de dire que tous les deux ont été mis sous traitement neuroleptique à fortes doses.

Au bout d'un mois, Ange se trouva mieux. Il eut la permission de venir voir sa mère quelques fois et on envisageait de lui faire prendre un appartement. Marie, par contre, continuait de délirer tout autant, mais son trouble était certainement plus ancien et plus chronique. Maintenant rassurée de voir que son fils se portait bien, elle n'attendait qu'une seule chose : avoir enfin l'autorisation de rentrer chez elle ! L'assistante sociale fit les démarches pour le divorce, qui finalement fut prononcé, et mit en place une livraison de repas à domicile avec une aide-ménagère. Marie nous accordait sa confiance et appréciait notre aide. Elle put enfin retrouver son appartement, mais avec l'obligation de revenir la journée dans le service.
Bien habillée, bien coiffée, pimpante, elle restait toujours aussi folle dans sa tête. Un matin, elle arriva vers nous, bien excitée, et me dit avec son petit air malicieux :

« Eh bien, cette nuit, j'ai couché avec Jésus, c'était formidable, c'est vraiment un bon coup ! »

« Ceux qui ont connu sa mère disent qu'elle n'est pas mal non plus », ai-je ajouté.

Et on a ri tous les deux. Je la trouvais bien avec son délire, il faisait partie d'elle, ne la rendait pas malheureuse. Au contraire, il agrémentait sa vie. Un soupçon trop sexualisé, peut-être. Mais Dieu n'est-il pas infiniment bon ?

Un autre jour, elle me confia qu'elle avait terriblement envie de faire l'amour. Alors, je lui ai sagement conseillé d'en parler au docteur, qu'il pourrait certainement faire quelque chose pour elle.

« Oh non, lui, je pense qu'il ne vaut pas le coup. Mais surtout, il ne faut rien lui dire, il va encore me donner des médicaments ! » me répondit-elle.

Ange, stabilisé par son traitement, a finalement été accueilli dans un foyer. Il rendait visite à sa mère régulièrement, mais ne partageait plus les mêmes idées délirantes avec elle.

Quant à l'appartement de Marie, on dut le libérer, car tout le quartier était en rénovation et l'immeuble devait être démoli. Le médecin refusa qu'on lui en trouve un autre. Elle était trop délirante, et puis il aurait fallu un suivi régulier chez elle que les nouvelles orientations du service n'allaient plus permettre.

J'ai gardé le terrible souvenir de ce jour où nous l'avons harcelée pour qu'elle appose sa signature sur les formulaires de demande de mise sous tutelle. Elle est partie ensuite dans une maison de retraite, bien avant ses soixante ans. Une fois qu'elle fut installée, nous sommes allés la voir.

« Alors, vous vous plaisez ici, Marie ? »

« Oui, la maison de retraite, c'est bien, on mange bien, on est bien soigné, mais ce n'est quand même pas la vraie vie, ça ! »

André

Il était apprécié de tous, aussi bien des malades que des soignants. Infirmier depuis de longues années déjà, il approchait les quarante-cinq ans et, dans l'équipe, se trouvait être le plus âgé. Les jeunes diplômés auraient souhaité qu'il fasse davantage part de son expérience, de ses connaissances. Et ils lisaient avec attention, dans les dossiers médicaux, ses comptes rendus riches d'observations, toujours très bien rédigés, avec parfois une pointe d'humour. Intelligent et très cultivé, il s'intéressait à plein de choses, surtout dans le domaine scientifique, et se tenait informé des recherches et des études concernant la psychiatrie. Mais, en groupe, il s'exprimait peu et limitait ses interventions aux transmissions entre les postes.

La plupart d'entre nous se posaient cette question : pourquoi était-il resté simple infirmier ?
Après un bac réussi avec la mention très bien, il fit partie des 3,5% de candidats sélectionnés pour entrer à HEC, les hautes études commerciales, une formation d'excellence réservée aux plus brillants, ceux destinés à faire partie de l'élite. Il se préparait un avenir radieux à un poste de dirigeant dans les domaines de la banque, de l'assurance, du commerce, de l'industrie… Et peut-être aurait-il pu devenir directeur d'hôpital !

Mais il interrompit ses études, on ne sait trop pourquoi. Il évoqua des problèmes de famille, ses parents malades dont il a dû s'occuper et un manque d'argent. Après avoir enchaîné plusieurs petits boulots, il se fit embaucher à l'hôpital psychiatrique, alors en manque de personnel, et bénéficia de l'avantage de pouvoir faire une formation d'infirmier en étant payé. Et puis il se trouva entraîné dans le bouillonnement d'idées qui alors agitait cette profession, en pleine évolution. Des médecins, des philosophes, des psychanalystes voulaient sortir de l'idéologie de l'enfermement, donner droit de parole et de cité à la folie qui se posait comme une question sociale. Il fallait en finir avec les traitements asilaires qui condamnaient les malades à vivre comme des marginaux et des prisonniers. « La liberté est thérapeutique ! », affirmait-on alors.
André se passionna pour son travail, comme beaucoup d'autres soignants, et connut ce temps béni de la psychiatrie. Qui aurait pu se douter que, seulement deux décennies plus tard, les chambres d'isolement se

multiplieraient et que le surdosage des médicaments, obéissant à des protocoles bien bureaucratisés, ne choquerait plus personne ?
On avait peut-être juste rêvé de pouvoir supprimer les barreaux des fenêtres...

Les années passèrent, André se maria. Mais sa femme évoluait dans un autre monde, elle était secrétaire dans un cabinet d'experts-comptables. Ils eurent deux filles qu'ils élevèrent le mieux possible. Tout aussi intelligentes que leur père, elles firent de brillantes études et purent avoir des métiers leur assurant une confortable situation sociale.

Jusqu'alors, tout s'était bien déroulé dans la vie d'André. Il semblait avoir tout pour être heureux et s'efforçait de donner cette impression. Il apparaissait comme quelqu'un de positif, peu enclin à se poser des questions existentielles. Depuis tout petit, il avait appris à se mettre entre parenthèses. Et il évitait de s'interroger sur lui-même, s'interdisait de montrer des signes de faiblesse ou de sensibilité. Mais une sorte d'ombre émotionnelle restait comme attachée à lui. Des souvenirs refaisaient surface parfois, teintés de rancœur, de regrets... Et le doute s'installait.
Très investi dans sa fonction d'infirmier, il n'avait jamais osé mettre à profit les évidentes capacités dont il disposait. Mais il s'était fait une raison parce que, parmi ses supérieurs, aucun ne l'avait encouragé dans ce sens. Sans doute manquait-il de l'essentiel, de l'assurance, de l'ambition ? Il n'aurait jamais pu imposer sa volonté avec l'autorité nécessaire, obtenir quelque chose de ses subalternes contre leur volonté et surtout négocier sans mettre sa gentillesse en jeu.

Seul homme à la maison, et plutôt soumis, il obéissait. Il ne passa même pas le permis de conduire, mettant en avant des problèmes de vue. Sa femme le pilotait, il s'appuyait sur

elle un peu pour tout. On la connaissait bien, puisqu'elle venait souvent le chercher le soir au travail, comme il n'y avait plus de service de car après vingt-deux heures.
Elle ne comprenait pas vraiment en quoi consistait notre métier. Pour elle, qui passait ses journées à bien aligner des chiffres dans des colonnes et à mettre de l'ordre dans les finances de clients respectables, on gardait des gens incapables de vivre dehors et parfois dangereux. Ils s'écartaient de la norme, avec une raison empêchée. Alors, elle demandait à son mari de venir l'attendre sur le parking et, vite, elle se réfugiait dans notre bureau.
Beaucoup de personnes réagissent ainsi. Le fou dérange. On se sent mal à son contact. Quelque chose en nous se referme et devient sourd. On ne l'écoute jamais jusqu'au bout. Il est différent, mais cette différence touche dangereusement à ce que nous maintenons en nous, caché avec soin, de folie. Et son langage reste inquiétant parce que trop familier, il utilise les mêmes mots, dans un autre ordre, et ils éveillent une résonance…

André aidait sa femme à dissimuler sa peur, elle se serrait contre lui pour retourner à la voiture. C'était peut-être le seul moment où il se sentait responsable. Le reste du temps, elle le commandait, le dominait et il obéissait. Dans l'équipe, il ne savait pas non plus s'imposer et tout le monde en profitait. Toujours disponible, il remplaçait ses collègues au pied levé, avec le sourire, quitte à bouleverser son planning. Il acceptait de s'occuper des malades les plus pénibles et les plus agités.
Et puis, il prenait soin de ses collègues en leur amenant souvent des gâteaux, des croissants, des chocolats. Il s'était construit ainsi, profondément altruiste et généreux, en parfaite adéquation avec cette fonction d'infirmier qui exigeait un dévouement sans limite, véritable vocation héritée des bonnes sœurs.

Le seul souci, avec André, c'était que, parfois, il picolait un peu. À vrai dire, il avait toujours eu tendance, et depuis longtemps. Même après des périodes d'abstinence complète de plusieurs années, il recommençait, sans trop savoir pourquoi. Il craquait souvent lorsqu'il rentrait chez lui, après le poste du matin. Mais il ne buvait jamais en solitaire, il le faisait en compagnie de piliers de bistrots, des gens tellement différents de lui.

Dans l'équipe, tout le monde savait, et certains malades aussi. Je me souviens de ce jour où nous avions été appelés dans le service d'accueil pour une agitation. Un patient déjà connu, que l'on était en train d'attacher sur son lit s'adressa à André :

« Tu sais, André, il ne faut pas boire, ce n'est pas bon ! »

Le soin, cette relation de dépendance et d'influence qui s'installe entre deux personnes, n'est pas toujours asymétrique. Personne ne détient le pouvoir de guérir l'autre. C'est le patient qui guérit finalement, avec ou sans l'aide du soignant. Et ce dernier, parfois sans le savoir, retire aussi des bénéfices de cette rencontre. Chez l'autre, même fou, il y a un peu de soi. Derrière son mal-être se cache peut-être le nôtre, qu'il nous permet d'atteindre.
André était très apprécié des malades, surtout des psychotiques qui, avec leur sensibilité particulière, percevaient sans doute ses fragilités. Et pour cette raison peut-être, il parvenait mieux à les calmer.

Sa femme appelait souvent pour demander comment il se comportait au travail. Elle s'inquiétait lorsqu'il tardait à rentrer et nous étions bien obligés de lui dire qu'il n'était plus en service. On savait tous où il pouvait être. Pour elle, c'était comme s'il la trompait, il la trompait avec la bouteille, une « maîtresse » à qui il se confiait, celle qui écoutait sans rien dire et qui le comprenait.

Pour sauver son couple et pour l'aider, elle avait décidé de commencer avec lui une thérapie chez un psychologue. Elle savait bien qu'il cachait des souffrances, emprisonnées, comme emmurées dans le silence. Qu'avait-il vraiment décidé de lui-même ? Dans sa famille, ils s'aimaient, mais ne parvenaient jamais à se le dire, par pudeur.
De peur de blesser ou de faire mal, il ne s'autorisait pas à s'opposer ou à montrer son mécontentement. Il s'effaçait devant les autres, se rangeait à leur avis et se laissait assujettir, exagérément serviable, bloqué par cet altruisme morbide contracté chez les frères maristes dans son enfance, selon sa femme.

En service, certains collègues amenaient quelques fois du vin. Ils buvaient avec lui et le laissaient se resservir. Mais une fois la bouteille finie, il en voulait encore et se sentait mal au point de quitter le service pour finir dans un bistrot. Ce fut au moment où ses filles prirent leur indépendance, lorsqu'il s'est retrouvé seul avec sa femme, qu'il a augmenté progressivement ses consommations. Il lui arrivait de plus en plus souvent d'empester l'alcool en arrivant. Tôt le matin, sur le trajet, il s'enfilait des verres de vin blanc. Et forcément, dans la journée, on le voyait parfois qui s'asseyait et somnolait. Mais on tolérait, parce qu'il avait beaucoup d'autres qualités et l'équipe restait soudée.

Puis un vent mauvais souffla sur la psychiatrie. Une organisation hiérarchique et bureaucratique se mit en place et imposa ses principes de gestion. Et dans cet univers tout à coup biomédicalisé et aseptisé, les valeurs portées par les agents n'étaient plus prises en compte. Méthodiquement, on dévalorisa la part d'humain présente chez chacun, en ignorant son expérience, son jugement. Et le management, basé sur la compétition, parvint à détruire la culture d'entraide et les liens d'amitié qui pouvaient se créer dans les équipes.

Plus personne alors n'apprécia de travailler avec André, on l'évitait. Il n'était plus cet ami sympa qui acceptait tout, qui dépannait, il était devenu ce collègue à problème. Même ceux qui avaient pu l'accompagner dans l'alcool festif à un moment donné ne lui venaient pas au secours, ne lui tendaient pas la main.
Il accumula de plus en plus les absences et les retards. Un jour, les patients le retrouvèrent dehors, en train de dormir sur un banc. Aussitôt, un rapport hiérarchique fut rédigé, discrètement, sans lui en parler. Et il reçut chez lui un courrier de l'administration l'informant qu'il était en arrêt maladie avec obligation de soin. Peu de temps après, on supprima son vestiaire et on retira son nom de la grille de roulement.

Les cadres et les médecins en avaient décidé ainsi, sans mesurer à quel point le travail était important pour lui. Il partit faire plusieurs cures, suivies de périodes d'abstinence pas très longues. Au bout d'un an, il se retrouva en invalidité. Et il se mit à boire de plus en plus. Ses filles et sa femme, bien malgré elles, durent se résoudre à le placer sous tutelle, pour qu'il ne puisse plus retirer d'argent et surtout pour pouvoir l'obliger à entrer en maison de retraite. André n'avait alors que cinquante-quatre ans.

La médicalisation et le raz-de-marée neurobiologiste : années 2000

Si le projet de sectorisation, né d'une volonté de rupture avec l'exclusion, avait déterminé un vrai discours sur la folie dans sa dimension sociale, les années 2000 marquèrent un net retour en arrière. La science s'imposa comme l'idéologie dominante. Et la neurobiologie, l'imagerie médicale, la tomographie à émission de positrons voulaient nous en apprendre bien plus sur le cerveau que ne l'avaient fait en leur temps la philosophie, la psychologie ou la psychanalyse.
Parce que la maladie mentale, comme n'importe quelle pathologie, réclamait une explication rationnelle. La logique de l'insensé résidait forcément dans une excuse organique. Alors, généreusement, la médecine classique offrit à la psychiatrie les méthodes de diagnostic et de traitement qui lui manquaient pour être une science exacte. On ne voyait plus le malade comme un sujet pensant et souffrant, mais comme un cerveau ayant des ratés, avec des connexions synaptiques défaillantes, des médiateurs chimiques perturbés. Et comme en médecine, on multiplia les examens, les scanners, les IRM, les prises de sang. Quelque part, forcément, il devait y avoir une lésion visible, un dérèglement à traiter.
Ainsi, la folie redevint cette « maladie des organes du cerveau », comme l'avait appelée Voltaire.

Ce fut dans ce courant de pensée que l'on nous obligea à quitter notre hôpital de campagne. Celui-ci ferma ses portes, après trente années de bons et loyaux services. Les gestionnaires affirmaient qu'il coûtait trop cher en entretien et qu'il n'était plus aux normes ! Mais derrière cette fermeture, une volonté cachée s'exprimait : la psychiatrie devait maintenant se ranger sagement aux côtés de sa grande sœur la médecine, oublier ses origines philosophiques et rompre définitivement avec son passé, avec cette idée saugrenue que la maladie mentale pouvait être l'expression de la difficulté de vivre en lien avec les choix de société. On nous construisit en toute hâte de nouveaux locaux inadaptés et très exigus tout près du grand, du gigantesque CHRU. Des petites cours, entourées de hauts grillages, offraient pour la promenade des chemins de ronde semblables à ceux des prisons. Et paradoxalement, nos services que l'on continuait à dire « ouverts » ne disposaient plus d'extérieur.

Les vieux psychiatres s'en allèrent, remplacés par de nouveaux formés exclusivement aux thérapies comportementales. De jeunes infirmières, spécialistes de l'asepsie, des pansements et de la chasse aux virus, entrèrent en fonction. Le langage devint uniquement médical. On abandonna la psychothérapie au profit des traitements chimiques et les électrochocs firent leur grand retour.

Le soin, désormais, n'appartenait plus seulement aux soignants. D'ailleurs, il ne se donnait plus, il s'administrait, se calculait en coût, en prix de journée. Il devait forcément se traduire par une normalisation des comportements.

Mais, malgré nos certitudes scientifiques et nos traitements modernes, le nombre des admissions ne fit qu'augmenter. Aux urgences, les malades arrivaient très souvent en crise. Débordés et paniqués, les soignants pratiquaient une psychiatrie répressive en attachant, en enfermant de façon systématique, souvent plus pour gérer leur peur que la réelle dangerosité du patient. On évoquait un principe de « précaution », mais un sentiment d'insécurité grandissait.

Lorsqu'il est incompris, le malade mental devient inquiétant, il n'est alors plus considéré comme un être souffrant à soigner, mais comme quelqu'un de dangereux et d'anormal. Et si l'on n'y prend garde, il peut très vite retrouver ses anciennes parentés avec la bestialité, apparaître comme un monstre asocial. L'amalgame entre folie, délinquance et crime reste tenace.
Une nouvelle fois, la peur a donc envahi l'hôpital psychiatrique. Peur des infirmiers incapables de faire face à l'agitation, peur des malades qui craignaient les mesures de contraintes et peur des administratifs et des médecins de ne pas répondre aux injonctions sécuritaires qu'ils recevaient. L'enfermement, que l'on avait tant contesté comme une pratique asilaire inhumaine, semblait revenir en force.
À la demande des soignants, on mit en place un dispositif d'alerte avec des téléphones portés par les personnels, la direction embaucha des vigiles qui avaient le droit d'intervenir en service et on créa des chambres d'isolement dotées de matériel de contention. Les attaches trouvèrent tout naturellement leur place à côté des médicaments dans la pharmacie, considérées dès lors par les infirmiers comme des outils indispensables pour exercer leur métier.
Et les appels pour intervention dans les unités devenaient de plus en plus fréquents, parfois cinq à six fois par jour. Les équipes ne savaient plus s'organiser collectivement.
On courait pour attacher et piquer, sans même prendre le temps de connaître la personne et son histoire. Nous, des infirmiers, on se comportait comme les vigiles ! Quelques minutes de violence, sans prononcer un mot, et on repartait ensuite dans nos services respectifs en essayant de se convaincre que cette intervention était indispensable.

Une malade nous avait surnommés : « tueurs de fous ». Avait-elle tort ? On pense effectivement avoir remporté une victoire sur la folie lorsque l'on parvient à tuer ses symptômes, à supprimer ses manifestations, à éliminer les idées fausses et les hallucinations. Mais on oublie que la maladie reste malgré tout présente, qu'elle est peut-être seulement endormie. Et on oublie aussi que le délire, cette indispensable soupape de sécurité, aide le patient à vivre et à supporter sa souffrance. Il est quelques fois beaucoup plus malheureux quand il n'entend plus ses voix. Et la dépression, inscrite dans la vie et l'histoire du dépressif, ne disparaîtra pas simplement à coup de traitement chimique ou de sismothérapie.

Ces dernières années, un raz-de-marée a dévasté la psychiatrie, celui de la neurobiologie, portée par le DSM[25]*, les laboratoires pharmaceutiques et leurs ardents porte-parole, souvent professeurs émérites. Ensemble, ils ont réussi à établir un dictionnaire de la folie qui dit « qui est fou et qui ne l'est pas ». On a basculé dans la thérapeutique médicale pure. On traite des dysfonctionnements neuronaux, des troubles et même des spectres de troubles, on suspecte des anomalies, des gènes de prédisposition, des fragilités... Seules la chimie et ses molécules sont capables de répondre aux maladies de l'âme. Et ce monstre, que l'on a fabriqué, rectifie les dérèglements, normalise les pensées et les comportements. Il surveille les esprits, il enferme, il isole et contraint, tout en servant les intérêts des industriels du médicament.*

Il s'ensuit une inévitable maltraitance envers les malades. Et peu nombreux sont ceux qui ont le courage de la dénoncer. Mais dans cette psychiatrie à la dérive, les soignants aussi vont mal. Certains, comme moi, voudraient exercer leur droit de retrait, parce que ce travail est devenu contraire à leur éthique, à leurs valeurs. Ils n'arrivent plus à dire qu'ils prennent soin : ils serrent des attaches,

[25] DSM : Manuel diagnostic des troubles mentaux.

distribuent des molécules, cochent des cases sur des logiciels de contrôle, mais n'ont plus le temps simplement d'écouter et de parler. Un turnover important est organisé dans l'hôpital, qui concerne aussi bien les soignants que les soignés. Tous sont interchangeables et ils défilent sans prendre le temps de se rencontrer. L'infirmier "pion", qui surveille et qui se promène avec les clés des attaches, avec son éthylotest ou son pot à urine pour détecter les consommateurs de toxiques, devient malgré lui un artisan de la souffrance. Nos nouveaux lieux de soin sont tout aussi déshumanisants que les anciens asiles.

La crise profonde que traverse la psychiatrie semble avoir touché toute l'Europe. Le constat est le même dans chaque pays : structures de soins saturées, prises en charge à domicile défaillantes, internements sous contrainte en hausse avec le recours à l'isolement et à la contention par manque de personnels soignants, médicalisation et gestion managériale des services.

En Angleterre, au cours des années 2000, on a créé des équipes spécialisées avec des médecins, des infirmières, des psychologues pour intervenir au domicile des patients afin de gérer les crises, si possible en évitant les hospitalisations. On a essayé, avec très peu de moyens, de faire encore du dépistage et de la réadaptation.

En Allemagne, on a aussi créé, à partir des structures ouvertes, des équipes pour intervenir à domicile, mais la plupart des prises en charge restent encore effectuées par les hôpitaux généraux.

En France, les CMP (Centres médico-psychologiques), pivots de l'offre ambulatoire, ont fermé les uns après les autres. Il n'existe aujourd'hui que quelques équipes

mobiles de psychiatrie, principalement dans les grandes villes, pour s'occuper des troubles mentaux des SDF.
En Belgique, le pays a repensé son système de soins psychiatriques pour faire baisser les hospitalisations de longue durée. Avec la réforme « psy 107 », on a aussi créé des équipes mobiles spécialisées travaillant en partenariat avec des médecins généralistes, des éducateurs au domicile des patients ou dans des maisons de soins psychiatriques. Mais le dispositif n'a pas engagé de véritable réforme structurelle. En 2017, la Belgique était le pays comptant encore le plus grand nombre de lits de psychiatrie (130 pour 100 000 habitants)[26].
Malgré ces efforts pour ouvrir les soins sur l'extérieur, les hospitalisations augmentent, surtout les admissions forcées (hausse de 50% à Bruxelles). Elles concernent des patients jeunes, souffrant de troubles lourds (bouffées délirantes, psychoses) aggravés par des prises de toxiques. Ils ressortent souvent trop tôt, à cause du manque de place, sans être suffisamment stabilisés et rechutent.[27]

On constate donc que la prise en charge de la maladie mentale par les services publics en Europe reste bien insuffisante et toujours très hospitalo-centrée. Par ailleurs, elle côtoie une offre privée à but lucratif qui a prospéré ces dernières années. Les patients les plus pauvres souffrant de pathologies graves et souvent décompensées, avec des addictions, sont dirigés vers l'hôpital, tandis que les

[26] La moyenne du nombre de lits de psychiatrie en Europe est de 69 pour 100 000 habitants
[27] « De plus en plus d'admissions forcées en psychiatrie » , article de Marie Vancutsem, sur RTBF Actus le 2 mars 2023, réalisé suite à l'interview du psychiatre Stéphane Bage, chef de service au CHR de Sambre et Meuse à Namur.

cliniques se réservent les cas légers, les conjugopathies[28], *les petites dépressions.*[29]

Mes surveillants préférés

Lorsque j'ai commencé à travailler à l'hôpital, dans les années 1970-1980, un service se définissait d'abord par son médecin, premier maître à bord, mais aussi par son surveillant et son surveillant-chef. Ces derniers avaient tous été promus à l'ancienneté, avec parfois une petite intervention discrète du syndicat. Mais, d'abord, ils étaient infirmiers. Ils le restaient dans l'âme et continuaient souvent de travailler avec leur équipe.

Quelques-uns, plutôt originaux, ont fait exception et sont restés bien présents dans ma mémoire :

Le petit chauve

Par ses discours, son éloquence, il pouvait au premier abord susciter l'admiration. Mais on prenait vite conscience qu'il utilisait toujours la première personne du singulier : « j'ai fait », « j'ai réussi », allant jusqu'à s'étonner lui-même de ses propres capacités.
Pour compenser sa petite taille, sa calvitie et sa cinquantaine déjà dépassée, il s'était doté d'un « moi » quelque peu exacerbé avec une tendance marquée pour la mythomanie. Il était surveillant du premier service dans lequel j'ai commencé à travailler en tant qu'élève. Nous avions en charge une bonne vingtaine de personnes âgées

[28] Conjugopathie : trouble psychologique résultant de relations conjugales insatisfaisantes.
[29] Magali Coldefy, op.cit. p.7

démentes et grabataires et très peu de moyens pour s'en occuper dignement. Sans couches ni lits d'hôpital, et avec très peu de fauteuils roulants, la tâche était ardue et exigeante physiquement.
Le chef commençait sa journée dans la matinée, il arrivait tranquillement après les toilettes et les déjeuners. Mais une fois dans le service, on n'entendait que lui.
Un peu avant midi, il m'emmenait au village pour boire des bières et on revenait plus d'une heure après. Mais je n'appréciais pas et je me sentais mal à l'aise ensuite dans l'équipe. Il croyait me rassurer en disant :

« Ne t'inquiète pas, je te couvre !»

N'étant qu'un simple élève, j'obéissais et je l'écoutais patiemment. Il parlait beaucoup, cherchant sans cesse à briller, aux dépens de ses proches collègues, dont il ne se gênait pas pour dire du mal.
Au fil des jours, j'appris à le connaître et à m'en méfier. Il était capable de manipuler, de rabaisser et de blesser, surtout les plus faibles. Je décidais donc de décliner ses invitations, ce qu'il n'a pas du tout apprécié.
Il se faisait construire une maison. Et pendant que nous, infirmiers et infirmières, on s'appuyait tout le travail, lui, il étudiait tranquillement les plans de l'architecte dans le bureau. À l'ergothérapie de l'hôpital, il s'était fait fabriquer une grosse table de ferme, aussi surdimensionnée que son ego. Lors de la livraison, il fallut la couper en deux pour la faire entrer dans la cuisine.

Puis, à la suite d'une restructuration, le service de personnes âgées ferma. Par mesure d'économie, les pouvoirs publics avaient décidé que les vieux devaient retourner dans les anciens hospices. Une loi, datant de 1975, les contraignait à se transformer pour adopter dorénavant le doux nom de « maisons de retraite médicalisées », lesquelles deviendront ensuite des « Ehpad »[30], ces établissements souvent privés qui ont récemment défrayé la chronique pour maltraitances. Notre équipe fut donc répartie sur les autres unités. Mais le petit chef, personne n'en voulait. Tous les services s'y opposèrent d'un commun accord et sans discussion possible. La direction ne sut quelle solution prendre pour lui ! Alors, il resta en maladie pendant plusieurs années, et je l'ai vu, de mes propres yeux, rédiger lui-même ses premiers arrêts de travail sur une feuille volante, au crayon à papier ! Et il a même été jusqu'à porter plainte contre l'hôpital pour la perte de salaire et le manque d'avancement qu'avait causés cette interruption de carrière.

Comme il s'intéressait un peu à la photographie, on créa un poste juste pour lui, en lui procurant non seulement des appareils sophistiqués, mais aussi tout le matériel nécessaire pour effectuer les tirages papier. Seul et tranquille, dans son bureau, il ne reçut que quelques rares patients, peut-être un ou deux, sans plus, durant tout le temps où il tint cet atelier. Il passait ses journées à lire le journal et à faire les mots croisés.
J'allais oublier un détail croustillant. Un frigo, commun à tous les intervenants en ergothérapie, permettait de conserver les boissons au frais. Petit chef ne donnait jamais rien. Mais, en douce, il buvait le vin blanc du potier. Celui-ci s'en aperçut. Alors, à mesure que le niveau baissait dans la bouteille, il compensait en se soulageant la vessie. Le subterfuge a duré quelque temps… L'urine, c'est stérile et, paraît-il, plein de bonnes choses ! Lorsque sa concentration augmenta suffisamment, l'odeur âcre et acide se révéla. Le voleur n'y retoucha plus.

[30] Ehpad : établissement d'hébergement pour personnes âgées dépendantes

Il partit en retraite avec un parachute doré après avoir encaissé une bonne somme d'argent suite à son procès gagné contre l'hôpital !
Ce fut mon premier cas de personnalité paranoïde, pour ne pas dire de paranoïa avérée.

Le Don Juan martiniquais

Un autre surveillant, un grand chef, est aussi resté présent dans mes souvenirs. D'origine martiniquaise, proche de la soixantaine, mais encore bien en forme physiquement, il avait une solide réputation de séducteur né. Il courtisait, je n'ai jamais su pourquoi, principalement les femmes de ménage. Et quand il n'était pas retenu par quelque extravagance amoureuse, on le trouvait au secrétariat. Il se passionnait pour l'informatique, dans les débuts de la technique, lorsque l'ordinateur ressemblait à une énorme machine. Il en avait installé un dans son bureau qui tenait toute la place, qui chauffait terriblement et crachait des longueurs incroyables de papier plié en accordéon. Il espérait enfin pouvoir parvenir à établir les plannings de roulements. Mais il n'y est jamais arrivé.
À cause du manque cruel de personnel, toutes les grilles dans les services sont en permanence raturées, griffonnées, car elles exigent des changements de poste, des suppressions de repos que le meilleur ordinateur est incapable de calculer.

Chaque matin, il venait dans notre office lors de la pause, pour boire ses cafés, petits, bien serrés et toujours avec six sucres ! Et il parlementait, soliloquait en remuant longtemps cette mixture épaisse et sirupeuse avant de la déguster. Tous les courriers qu'il recevait étaient adressés à « Mr le docteur… » Un petit défaut qu'on lui pardonnait volontiers. Mais on comprenait mieux pourquoi notre médecin, le vrai, l'ignorait complètement.

Lorsqu'il y avait de l'agitation, par contre, c'était lui que l'on appelait en priorité. Il savait endormir le patient avec des flots de paroles dont le sens bien souvent nous échappait. Il parvenait, sans violence, juste avec des mots, à calmer, à maîtriser. Une fois, un délirant en crise lui a demandé si les noirs avaient un sexe noir, il n'a pas hésité une minute, il a baissé le pantalon pour lui montrer ! Moi, malheureusement, j'étais mal placé, je n'ai rien vu ! Le malade, rassuré, a regagné sa chambre sans problème.

Bourreau des cœurs auprès des femmes de ménage, il semblait nettement plus attiré par celles d'âge mûr et bien en chair, si possible. Et sa préférée du moment, le temps d'une passade, avait droit à une grille de travail bien aménagée et à des repas au restaurant. Mais, comme il en changeait souvent, des esclandres survenaient par jalousie. À plusieurs reprises, nous avons dû séparer les belligérantes qui en étaient arrivées aux mains !
Malgré ses petits travers et son brin de folie, on appréciait ce surveillant pour son côté humain et son amitié sincère. Mais rapidement, l'administration se montra bien moins tolérante pour les personnes comme lui, pas bien normées, en dehors des « cadres ». On supprima son poste pour le muter dans les sous-sols des services informatiques.

La plus belle

Cette surveillante-là a marqué son passage. Elle avait quarante-cinq ans bien sonnés, lorsqu'elle débarqua dans le service un peu comme en territoire conquis. Elle prit énormément de temps pour installer son bureau et le décorer. Ensuite, elle s'adressa à nous, infirmiers, pour nous donner les règles de fonctionnement. Et enfin, elle découvrit qu'il y avait aussi des malades. Mais de toute évidence, elle n'était pas là pour eux ! Elle n'assistait pas aux relèves, encore moins aux réunions cliniques, pour le peu qu'il y en avait encore. Et elle se désintéressait des difficultés que nous pouvions rencontrer dans nos prises en charge ou dans nos relations avec les médecins.

Au cours de la même journée, il lui prenait souvent l'idée de changer de vêtements. Elle arrivait en jupe, et une heure après, on la retrouvait en pantalon. Ou alors, elle refaisait complètement son maquillage. C'était assez déconcertant. Mais en psychiatrie, on voit tellement de tout que l'on ne s'étonne plus de rien.

Un monsieur, à peu près du même âge qu'elle, fut muté dans le service. Il avait fait une tentative de suicide par défenestration en sautant du septième étage, de l'appartement de sa mère d'ailleurs. Sa chute avait été amortie par la bâche du magasin du rez-de-chaussée. Mais amortie seulement, car il tomba quand même tête première sur le trottoir. Il fallut l'opérer de suite pour réduire la pression intracrânienne et poser une valve permettant au liquide cérébro-spinal de s'évacuer. Une fois à peu près rétabli, il fut adressé en psychiatrie et arriva dans notre service. Il semblait avoir toute sa conscience et discutait correctement. Mais le médecin le trouva dépressif, il nota aussi quelques éléments délirants et jugea bon de le mettre sous « léponex », un antipsychotique dont on vantait à ce moment-là les bénéfices. Le laboratoire venait de passer et plusieurs de nos patients virent instantanément leur traitement modifié.

Notre défenestré présenta de suite des troubles cérébelleux, marchant comme s'il était ivre, les jambes bien écartées pour tenter de se maintenir en équilibre. Il ne parvenait plus

à coordonner ses mouvements et tremblait de tout son corps. Incapable d'articuler, ses paroles devinrent rapidement incompréhensibles. De toute évidence, cette soudaine réaction était liée au nouveau traitement. La famille décida de porter plainte.
Il s'agitait et sortait d'un coup de sa chambre, nu comme un ver, et se plantait dans le couloir en se secouant les parties génitales. Un autre patient nous avertissait en disant :

« Il joue de la guitare ! »

Et ce spectacle a dérangé notre surveillante :

« Oh, alors lui, je ne peux pas le voir, mais rangez-le, c'est insupportable », nous disait-elle.

Effectivement, elle préférait les savoir fermés en chambre. Il y en a d'ailleurs beaucoup qu'elle n'a jamais vus. Le malade en question, muté aux urgences, mourut très rapidement sans qu'elle ne demande rien à son sujet.
Elle disparaissait des heures dans son bureau pour lire des livres sur le « management », enfin, un surtout. Mais on a vérifié, pendant le temps qu'elle est restée en service, le marque-page n'a jamais dépassé le premier chapitre !
Elle eut rapidement quelques petites difficultés avec l'équipe qui la contraignit à un départ précipité.

Mais on ne se lassait pas, il y avait de la variété parmi nos chefs et de la vie en service. Maintenant, ceux que l'on a se ressemblent tous. Parce que, depuis, le ministère a ouvert des écoles pour les formater et les cloner. Et leurs programmes de formation ont peu à peu délaissé le soin et les compétences infirmières pour se concentrer sur la gouvernance et la gestion. Ils sont devenus des « cadres de santé ». Cette dérive est certainement à l'origine des contradictions qui affectent aujourd'hui l'hôpital. Les uns, en blouse, confrontés à la souffrance et à la misère, tentent encore d'accueillir et de proposer un soin. Les autres, depuis leur bureau, gèrent les ressources, parlent en chiffres de compétences managériales en voulant absolument faire entrer la notion d'efficience au cœur de l'activité des unités. Ce sont des attitudes sans communes valeurs.

Nos chefs ne sont plus ceux qui accompagnent et défendent leurs équipes. Petits soldats bien dressés et obéissants, porte-parole de la direction, ils notent, ils évaluent, ils sanctionnent. Mais ils végètent et respirent de plus en plus mal dans cet espace confiné entre l'administratif et le médical. Ils ont tous un air maladif, forcément, ils se sont tellement éloignés du soin…

Erreur de traitement

Maurice fut l'heureux dernier d'une famille de dix enfants. Parmi eux, beaucoup moururent à la naissance ou peu après. Lorsque je l'ai connu, trois sœurs et deux frères restaient encore vivants avec la mère, le père étant décédé depuis longtemps. Si les filles semblaient toutes à peu près normales, ce n'était malheureusement pas le cas des garçons. Et nous avions déjà en charge les deux plus grands, régulièrement hospitalisés sur des périodes plus ou moins longues et répétées.

Jean-Paul, l'aîné, instable, excité, têtu, colérique et même violent, tabassait régulièrement ses frères et sa mère. Il possédait l'usage de la parole, mais s'en servait uniquement pour gueuler. Et le pois chiche qu'il avait à la place du cerveau lui provoquait de grosses crises d'épilepsie résistantes au traitement. Il pouvait en déclarer plusieurs dans la même journée.

On lui avait trouvé un appartement en ville et il travaillait dans un CAT[31] à l'entretien des espaces verts. Parfois, on l'apercevait sur les trottoirs ou dans les jardins avec son groupe. Ils pouvaient intervenir chez les particuliers pour un prix modique. Un de mes voisins les avait appelés, afin de couper la pelouse chez lui. Le temps qu'il offre à boire à l'éducateur, les tondeuses avaient rasé non seulement l'herbe, mais aussi les massifs de fleurs, les arbustes, tout y était passé… Travail propre et soigné !

Lorsqu'une crise survenait, la plupart du temps, Jean-Paul chutait au sol, le corps secoué de spasmes musculaires. Mais parfois, il s'agissait seulement d'absences et il restait figé, immobile, suspendant tous ses gestes, le regard fixe. Cela se produisit un jour, alors qu'il réchauffait son repas sur sa cuisinière, il posa sa main à plat sur la plaque électrique sans s'en rendre compte. Elle fut brûlée au troisième degré et exigea une greffe de peau, prélevée sur sa cuisse. La greffe, parfaitement réalisée, permit à la main de guérir assez rapidement sans problème. Par contre, la plaie à la cuisse lui causa d'abominables souffrances. Après des mois et des mois de pansements interminables et d'infections à répétition, il garda une vilaine cicatrice, toute rigide et racornie, ainsi qu'une marche trébuchante. Encore un exemple qui nous montre que, parfois, le remède peut être pire que le mal.

Marcel, le deuxième de la fratrie, un peu plus atteint par la débilité, faisait aussi des séjours réguliers à l'hôpital. Incapable de vivre seul, il habitait chez la mère. Il souffrait d'épilepsie, comme son frère, mais déclarait très peu de crises. Par contre, il passait des heures à débiter des propos salaces au téléphone. Il harcelait souvent les veilleuses, la nuit, des centaines de fois de suite. Et sa mère portait

[31] CAT : centre d'Aide par le Travail devenu en 2007 ESAT : établissement ou services d'aide par le travail.

régulièrement à l'assistante sociale des factures exorbitantes qu'elle ne pouvait pas payer... Il ne tarda guère à être hospitalisé complètement.

Et enfin, le troisième, le plus beau, c'était Maurice, le préféré de la maman, qu'elle gardait près d'elle comme un trésor. Ensemble, ils parcouraient des dizaines de kilomètres à pied. Et elle ne lui lâchait jamais la main. Il devait avoir, à ce moment-là, environ quarante ans.
Hiver comme été, elle l'habillait toujours de la même façon, avec un anorak et un bonnet à pompon bien enfoncé, qui lui couvrait presque entièrement les yeux. Ils partageaient le même lit, mais juste pour se tenir chaud, bien entendu. Enfin, on supposait, car le minuscule micropénis de Maurice était à ce point atrophié qu'il n'avait sans doute jamais eu conscience de son existence. D'ailleurs, il ne pouvait pas le voir, caché sous son ventre. Il faut dire que la mère le nourrissait bien, il pesait cent trente-cinq kilos. Il était plutôt petit, mais large, avec des mains presque palmées, et gros partout, du torse, des jambes et des bras, avec une tête de boxeur couverte de cicatrices et des arcades sourcilières énormes, à force de recevoir des coups. Son nez, complètement écrasé et déformé, lui mangeait la moitié de la figure. Et ses oreilles épaisses et difformes ressemblaient à celles d'un rugbyman. Son père l'avait copieusement tabassé avant de mourir et après, pour suivre l'exemple, Jean-Paul et Marcel avaient pris la relève.

Maurice ne parlait pas beaucoup ; il n'utilisait que quelques mots. Par contre, il comprenait absolument tout ce qu'on lui disait. Et manifestement, sous des airs de brute épaisse, il jouissait d'une intelligence bien supérieure à celle de ses frères. Assez rusé, il savait que sa corpulence et son apparence de Quasimodo impressionnaient les autres et jouaient en sa faveur. Sa mère lui avait aussi apporté des rudiments d'éducation. Il mangeait proprement, se tenait bien à table, n'aimait pas être sale. Et, malgré son côté pataud et emprunté, il pouvait se montrer très précis dans ses gestes, et même habile, pour dessiner ou cueillir des fleurs sur les massifs et les offrir aux infirmières avec son petit air malicieux.

Une sacrée famille qui aurait bien pu porter le nom de Groseille ! J'ai gardé en mémoire la vision de la mère et de ses trois fils débarquant à l'hôpital. Ils faisaient penser aux Dalton, de l'aîné jusqu'au cadet, du plus grand en taille jusqu'au plus petit, en finissant par « Ma », la courte sur pattes, qui commandait toute la bande en restant collée au plus jeune.

Elle avait accepté, à la forcée, qu'il passe seulement quelques journées par semaine à l'ADAPEI[32]. Mais elle ne pouvait pas le lâcher. Encore bien valide, elle arrivait à s'en occuper. Mais lorsque le diabète a commencé à lui bouffer les pieds et qu'elle ne parvenait plus à avancer, il a bien fallu qu'elle le place dans un foyer.

Et sevrer Maurice de sa mère, c'était une mission impossible ! Il n'a jamais pu s'habituer à vivre sans elle. Il la réclamait en permanence. Dès qu'il entendait un téléphone sonner, il pensait à elle et se mettait en colère. Souvent, il impressionnait, il courait après les éducatrices en levant le poing. Il menaçait et pouvait même arriver à taper.

Il fut accompagné plusieurs fois en consultation dans le service. On le connaissait, car notre médecin, depuis de longues années, lui renouvelait régulièrement ses ordonnances. Et le traitement, chaque fois, augmentait un peu plus. Mais Maurice ne se calmait pas pour autant. Il en supportait tous les effets secondaires et bavait énormément, à tel point qu'au foyer, on l'avait surnommé la limace.

---

[32] ADAPEI : Association départementale de parents et d'amis de personnes handicapées mentales.

À cause de son agressivité incontrôlable, il fut définitivement admis à l'hôpital. Il avait alors à peu près quarante-cinq ans.

Du temps où les frères vivaient tous ensemble en famille, Maurice prenait des coups et, parfois, il se retrouvait presque inconscient, allongé par terre. Ou bien il résistait et s'énervait. Et la mère disait :

« Il fait des crises ! »

Les pompiers et la police étaient souvent appelés à la maison, soit par les voisins, soit par la mère elle-même, incapable de rétablir l'ordre. Un jour, un médecin dépêché sur place a réellement cru, selon ses explications, que Maurice avait fait une crise d'épilepsie et qu'il était atteint de la même maladie que ses deux frères. Alors, il instaura un traitement adapté, très sédatif, qui lui attendrit quelque peu son caractère. Et notre psychiatre, convaincu que la crise avait été constatée par son confrère, continua consciencieusement la même prescription en l'alourdissant de plus en plus au fil des ans.
« Dépakine » et « Gardenal » devinrent ainsi ses amis pour toujours. Ces deux médicaments antiépileptiques sont particulièrement efficaces lorsqu'ils sont combinés avec des sédatifs et des injections de neuroleptiques à fortes doses tous les quinze jours. Pour ces traitements, la posologie est fonction du poids, et, comme il faisait plus du quintal, on s'autorisait à avoir la main lourde. On constatait bien parfois qu'il devait être en surdosage, car il bavait de plus en plus. Il apparaissait complètement abruti un certain temps et, paradoxalement, tout à coup, s'énervait et s'excitait. Dans son organisme, les produits s'accumulaient, semblaient inefficaces par moments et puis agissaient subitement, par décharges. Et alors, Maurice peinait à garder les yeux ouverts, il somnolait, perdait l'équilibre et parfois tombait par terre. Il se relevait péniblement et partait

en zigzaguant pour s'écrouler sur son lit et s'endormir profondément.

En farfouillant dans son dossier, cet énorme amoncellement désordonné de vieux papiers jaunis que personne ne lisait jamais, j'ai découvert qu'en fait, il n'était que le demi-frère de Jean-Paul et de Marcel. La mère avait eu, la coquine, un autre homme dans sa vie ! Et l'on pouvait se demander, à juste titre, s'il était réellement épileptique. D'autant que nous, à l'hôpital, ne l'avions jamais vu faire une seule crise. À force d'insister, j'ai fini par obtenir qu'on lui fasse passer un électroencéphalogramme avec des tests de lumière intermittente pour tenter d'en provoquer une.
Le radiologue fut formel :
« Il n'est pas épileptique, votre patient ! »

Depuis plus de trente ans, il avalait donc un énorme traitement pour rien. Et il était marié avec, on l'avait rendu dépendant. Si maintenant on tentait de le supprimer, il allait inévitablement déclarer de réelles et méchantes crises. Aucun médecin ne semblait prêt à prendre le risque, surtout que cela supposait de devoir en plus gérer ses colères et sa violence…
Dans l'équipe, il faisait peur et il en jouait un peu. Il ne craignait pas les coups, car il avait été vacciné pour ça tout petit. Par contre, les fessées le marquaient davantage, comme punition.
La journée, il tournait en rond et passait son temps à nous observer, en restant près de nous. Si on le laissait seul trop longtemps, il s'énervait, tapait dans les murs, criait. Mais il se calmait immédiatement lorsque l'on se mettait à jouer avec lui, comme avec un petit enfant. Un petit enfant de cent trente-cinq kilos dans un corps d'adulte.

On savait que son traitement lui raccourcirait beaucoup son espérance de vie et que surviendraient inévitablement des problèmes somatiques importants. Des signaux d'alarme clignotaient déjà sur ses examens sanguins. On aurait pu prendre le temps et essayer progressivement d'alléger la dose. Non, on a préféré l'envoyer dans une maison d'accueil spécialisée, avec tout son bon traitement, pour qu'il continue d'en baver.

On ne pouvait pas le garder, parce que notre service changeait d'orientation. Nous allions dorénavant accueillir des toxicomanes, pour les aider à faire un sevrage…

La thérapie de choc de M. B.

Sans qu'il s'en rende vraiment compte, la séparation d'avec son amie fut pour lui une épreuve bien difficile à supporter. Surtout qu'elle faisait suite à son départ en retraite, qu'il n'avait pas su anticiper. Après avoir passé une bonne partie de sa vie à enseigner l'allemand au lycée, d'un coup, il se trouva comme mis à l'écart.

Divorcé depuis longtemps, il ne gardait que très peu de contact avec son ex-femme et ses deux filles qui n'habitaient pas dans la région.

Il se contentait donc d'une vie sociale plutôt pauvre et supportait assez bien de rester seul, inactif, durant de longues journées. Cette désinvolture et son apparente insouciance faisaient de lui un personnage un peu étrange, d'autant plus qu'il était difficile de lui donner un âge, comme si le passage des années n'avait pas laissé de traces sur lui. Encore assez en forme physiquement, le visage sans aucune ride, il soignait son image, s'habillait avec goût et utilisait même du parfum. Malgré sa nonchalance et une certaine passivité, il ne semblait pas malade.

Avec son amie, ces dernières années, ils avaient effectué quelques voyages. Mais ils ne partageaient pas le même logement et s'accordaient chacun une certaine indépendance en refusant de tirer un trait sur leur passé respectif. Puis ils mirent un terme à leur relation, assez brutalement, sans raison et sans en discuter auparavant. Ce fut elle surtout qui en prit l'initiative. Il accepta, fataliste, et en déduisit qu'ils n'imaginaient peut-être pas vieillir ensemble.
Mais il se retrouva encore plus désœuvré, et presque désorganisé, incapable de se motiver pour faire les choses. Par héritage, il avait gardé une maison dans le midi, mais ne ressentait plus du tout l'envie d'y aller. Pour la première fois peut-être, il faisait face à la solitude. Et jamais elle ne s'était montrée aussi insupportable, même dans les pires moments, comme lors de son divorce, parce qu'il pouvait encore s'appuyer sur ses collègues de travail et sur ses filles.
Mais là, d'un coup, autour de lui, il n'y avait plus personne et plus rien ! Un sentiment de tristesse et d'abandon peu à peu l'envahit, avec cette impression de ne servir à rien, d'être inutile. Les jours et les nuits lui paraissaient interminables. Et dans son appartement, il ne supportait plus le silence et l'obscurité. Alors, il laissait la lumière éclairée, avec la télé en bruit de fond, mais sans la regarder, juste pour sentir une présence, pour ne pas rester seul face à lui-même.

Toute sa vie, en fait, il s'était défini par rapport aux autres, en prenant l'habitude de n'exister qu'à travers eux, quitte à se renier et à sacrifier ainsi des tas de choses importantes pour lui. Mais il devait toujours laisser la place à celle dont il attendait l'amour en retour. Et en miroir, dans son regard, il lisait l'estime qu'il pouvait avoir de lui.
Seul, il ne savait pas, il était dans l'attente, et l'avenir l'angoissait terriblement.

Alors, il ne sortait plus, mangeait irrégulièrement et restait couché la plupart du temps.

Raptus anxieux au décours de cette sorte de crise existentielle, sa tentative de suicide ne ressembla en rien à ces passages à l'acte bien prémédités que l'on peut rencontrer dans certaines dépressions profondes ou mélancolies délirantes. Elle représentait un cri de détresse, une tentative de fuite plus qu'une réelle décision d'en finir avec la vie. Malgré lui, il était devenu désespéré et il cherchait à fuir cette solitude qui peu à peu se transformait en isolement.
En compagnie de sa femme, il n'avait jamais ressenti un tel mal-être. Il en conclut donc qu'il devait être heureux avec elle. Ensuite, avec son amie aussi, un peu moins peut-être, parce qu'elle n'était pas autant présente. Elle avait conservé ses habitudes et des activités sans lui. Toutes ces questions le taraudaient. Prenait-il finalement un peu conscience qu'il avait confondu dépendance et amour ? Il avala une poignée de médicaments qui traînaient chez lui…

Dans le service, il se montra affable, poli et souriant, mais lisse, sans vie et sans envie. Il attendait, comme un spectateur, de voir ce qui allait advenir, ce que l'on déciderait pour lui. Il n'exprimait rien et semblait ne pas souffrir ou, du moins, ne pas vouloir le montrer. Tout au plus, il évoqua une fatigue persistante. Quant à sa tentative de suicide, geste stupide et inutile dans un moment où il n'allait pas bien, il assurait qu'il ne fallait pas y attacher d'importance.

Le médecin pressentit un trouble de l'humeur et mit en place un traitement antidépresseur. Puis il se donna le temps de voir comment le patient allait évoluer.
Il attendait, allongé sur son lit, en gardant un livre ou un magazine sous les yeux.

« Pourquoi me lever ? », interrogeait-il.

De lui-même, il ne cherchait pas à entrer en relation avec les autres. Par contre, il acceptait de discuter un peu lorsqu'on allait le voir, tout en restant bien superficiel. On sentait qu'il n'aimait pas trop parler de lui. De toute façon, il n'avait pas d'avis propre et se fiait à ce qu'on pouvait lui dire. Il voulait bien croire qu'il était déprimé et prendre son traitement. Il avoua quand même que, parfois il aurait bien aimé pleurer un peu, mais qu'il n'y parvenait pas.

Le médecin en conclut qu'il réunissait bien les signes principaux de la dépression et s'empressa de cocher les cases correspondantes dans le dossier informatisé : dévalorisation de soi, sommeil perturbé, ralentissement psychomoteur, trouble de l'appétit, et puis finalement, tentative de suicide. Il avait aussi beaucoup maigri et se plaignait de fatigue, ce qui confortait le diagnostic.

Quelques semaines passèrent dans l'attente d'une efficacité des antidépresseurs. Bon malade obéissant, M. B se montrait identique à lui-même. Il ne quittait pas sa chambre, incapable de manifester une émotion, un ressenti. Et surtout incapable de parler… Son corps allait s'exprimer à sa place. Il déclara une phlébite aux deux bras. Ce qui est plutôt rare. Mais il était resté longtemps inactif et toujours alité, en s'alimentant mal et en ne buvant pas suffisamment. Et puis il avait avalé un mélange de médicaments pour sa tentative de suicide. Et l'on sait que ces prises inconsidérées sont parfois à l'origine de problèmes somatiques ultérieurs.

Mais ces explications ne satisfaisaient pas le médecin qui restait inquiet. La phlébite traduit un mauvais état de santé et il arrive même parfois qu'elle cache une maladie plus grave. Il y avait surtout cet amaigrissement important. On pensa à un cancer. Alors, on lui fit passer une batterie d'examens, dont un « PET scan » pour l'explorer

complètement, de la tête aux pieds. Et bien sûr, on découvrit quelque chose : une masse suspecte, vers les sinus de la face. Le radiologue et le chirurgien qui se penchèrent sur son cas furent formels, il s'agissait bien d'une tumeur.
Finalement, on avait peut-être trouvé une cause somatique à tous ses ennuis. On pratiqua une biopsie. Mais, bien avant de recevoir les résultats, on avertit M. B qu'il serait opéré de son cancer sans délai. Et du coup, on ne parlait plus de sa dépression, elle avait disparu…

Au cours d'un passage dans sa chambre, je trouvais le patient complètement effondré par la nouvelle. Je lui demandais s'il avait souffert ces derniers temps au niveau du nez, des yeux ou des oreilles. Il me décrivit des troubles ressemblant étrangement à ceux d'une sinusite. Je tentais de le rassurer en lui disant que rien n'était sûr pour le moment.

Au bout d'une semaine d'attente angoissante, le résultat de la biopsie ne confirma pas le diagnostic suspecté. Il s'agissait d'une simple infection des sinus. Les spécialistes s'étaient donc trompés dans l'interprétation des examens.
Certainement rassuré d'apprendre qu'il n'avait plus de cancer, M. B ne sut pas vraiment le manifester. Aurait-il dû sauter de joie après tout ce qu'il venait de vivre ? Cette absence de réaction ne manqua pas d'intriguer les médecins.
Aussitôt, on oublia ses problèmes somatiques pour reparler de sa dépression. Les médicaments prescrits, pourtant augmentés en plusieurs fois, n'apportaient pas d'amélioration. Le patient se décrivait toujours autant ralenti, fatigué, incapable de se projeter dans l'avenir.
On envisagea donc les sismothérapies. Et comme pour tout le reste, il ne fut ni pour ni contre. Il laissa encore les autres décider à sa place et signa pour donner son accord.

Autrefois appelé « électrochoc », cet ancien traitement a conservé un passé douloureux. Après l'avoir contesté, jugé

comme dangereux et mis au rancart dans les années 1980, il fait maintenant un retour en force en psychiatrie. Son nom a changé, on parle maintenant d'ECT (électroconvulsivothérapie) ou de sismothérapie pour nous assurer que ce n'est plus du tout la même chose et que cette pratique est inoffensive, car réalisée au bloc opératoire, sous anesthésie générale avec toute la surveillance et la sécurité nécessaires. La grande médecine vient ainsi au secours de sa petite sœur, la psychiatrie. Et on nous garantit aussi qu'il est très efficace, même s'il ne dispense pas pour autant de la prise concomitante des antidépresseurs.
La psychothérapie est coûteuse, car elle exige du temps, le temps nécessaire au malade pour travailler sur lui, sur sa vie, son histoire afin de comprendre peu à peu les raisons de son mal-être.
Les électrochocs sont indiscutablement plus rentables, ils rayent la mémoire et provoquent une amnésie rétrograde parfois longue, qui laisse croire à une amélioration. Et grâce à eux, en quelques mois, la psychiatrie a pu combler son déficit, puisque l'on a élargi leurs indications à la schizophrénie, aux démences, à la maladie de Parkinson…

Malheureusement, M. B. n'eut toujours pas de chance. Malgré toutes les précautions prises, sa première séance se passa très mal, il en ressortit avec les deux humérus fracturés. Muté immédiatement en service de traumatologie, il partit ensuite en rééducation dans un établissement éloigné. Et très vite on l'oublia, lui et cet incident regrettable qui risquait de jeter l'opprobre sur l'activité de sismothérapie.

Mais dans l'équipe, on s'interrogea, sans oser en parler ouvertement. M. B était-il réellement malade ? Peut-être avait-il simplement besoin de rencontrer quelqu'un pour partager sa vie, quelqu'un qui le propulse, qui le tire, qui le prenne en charge, un moteur comme avaient pu l'être son

épouse et son amie ? Combien sont-ils comme lui, ceux qui, au cours de leur vie, se retrouvent seuls, suite à un deuil, à une séparation, ne sachant pas faire face parce qu'ils ont toujours été dépendants de l'autre.
Selon le médecin, c'était quelqu'un de fragile. Mais qui peut prétendre ne pas avoir de failles, de zones d'ombre et où se situe la limite ?
Par nature, l'être humain est fragile et c'est bien ce qui fait sa richesse. Sans la reconnaissance de sa vulnérabilité, de son imperfection, il n'y aurait jamais de question ni de doute. Et pas de science, pas de poésie… Il ne nous resterait que nos armures, nos principes et nos certitudes.
Dans la pièce de théâtre « Mesure pour mesure », William Shakespeare évoquait notre « essence de verre » pour symboliser la nature profonde de l'être humain.[33]

Sans l'hôpital, point de salut.

À trente-deux ans, Odile était encore célibataire, éternellement déçue par ses expériences amoureuses passées. Grande et plutôt mince, avec des cheveux toujours tenus très courts, elle cultivait une silhouette androgyne, affublée en permanence des mêmes survêtements gris unisexes.
Elle semblait atteinte, bien avant l'âge, de ptose palpébrale. Elle avait de la difficulté à garder ouverts ses deux grands yeux bleus qui lui dévoraient le visage. Les soignants, entre eux, l'avaient surnommée « Droopy ».
Elle parlait d'un ton monocorde avec une voix presque inaudible, le regard éteint, les épaules voûtées, sans élan

[33] « Mesure pour mesure », William Shakespeare, traduction de Jean-Michel Déprats, collection Folio Théâtre, 2021.

vital et comme écrasée par toute la misère du monde qu'elle portait sur son dos. Habitués à ses lamentations et à ses discours souvent très pauvres, les membres de l'équipe, à tour de rôle, se dévouaient pour lui accorder une oreille attentive. Elle montrait quelques vagues signes dépressifs, un mal-être traînant qu'elle ne parvenait pas à décrire, mais surtout, elle se consumait, avec une certaine complaisance, dans une anxiété qu'elle fabriquait elle-même.

Elle avait déjà fait de multiples séjours à l'hôpital, connaissait la plupart des services et l'ensemble du personnel des urgences, parce qu'elle avalait régulièrement quelques plaquettes de médicaments, accompagnées d'un peu d'alcool, ou bien se tailladait les veines. Elle s'automutilait avec une certaine jubilation, tout en se plaignant d'être obligée de porter en permanence des manches longues pour cacher ses bras abîmés. Un geste répétitif, sans doute en lien avec une douleur intérieure cachée, impalpable, que l'on imaginait plus intense que celle qu'elle s'infligeait.
Mais chaque fois, elle limitait le nombre de comprimés et s'écorchait trop superficiellement pour mettre ses jours en danger, ou alors elle s'arrangeait pour être rapidement découverte et prise en charge. On ne décelait pas de réelle motivation suicidaire.

Elle avait connu une enfance un peu compliquée. Elle était encore bébé lorsque son père quitta le domicile conjugal et elle ne pouvait en parler qu'en s'appuyant sur les souvenirs de sa mère. Cette dernière, ensuite, retrouva un nouveau compagnon, un beau-père qu'Odile évoquait avec difficulté. Elle avoua que, très souvent, il se promenait nu à la maison et présentait des attitudes sexuelles bien étranges que la jeune enfant qu'elle était alors ne pouvait pas comprendre. Mais elle ne sut nous dire s'il y avait eu des passages à l'acte. Il décéda quelques années plus tard et sa mère délaissa les hommes pour se réfugier dans une relation vraiment très fusionnelle avec sa fille.

Sitôt qu'elle se confiait un peu trop, Odile se sentait mal et devenait bien moins stable dans son comportement, au point que l'on en arrivait à se demander s'il était bien judicieux de continuer à lui proposer des entretiens. Parler d'elle et surtout de son enfance semblait réveiller des souvenirs pénibles qui lui provoquaient presque des attaques de panique. En proie à une peur intense et incontrôlée, elle pouvait s'effondrer devant nous ou même déclarer un malaise vagal. Et, dans les heures suivantes, il fallait s'attendre à ce que, de nouveau, elle se scarifie ou avale des médicaments.

Sa vie se déroulait tristement, entre l'hôpital et le domicile de sa mère. Entièrement sous sa domination, elle n'existait en fait que pour répondre sans cesse à ses exigences. Elle s'était habituée à sa morosité continuelle, à ses pleurs intarissables. Elle avait appris à l'aimer ainsi, avec sa souffrance, et même à aimer la souffrance. Comme elle, sa vision pessimiste du monde passait par un filtre noir qui fermait la pensée, écartait les espoirs et annulait les audaces.
Il y avait sans doute une réelle affection entre elles, mais ensevelie sous des tonnes d'angoisse, d'idées noires et de pensées mortifères. Ainsi, depuis son tout jeune âge, Odile se sentait responsable du bonheur ou du malheur de sa mère. Sans sa présence et son soutien, elle en était persuadée, sa vie risquait d'être mise en jeu.
Prisonnière de ce lien indéfectible, elle restait incapable de parvenir à une maturité adulte. Et dans toutes les relations interpersonnelles qu'elle tentait de mettre en place, ce petit être soumis et blessé, caché en elle, revenait toujours.

La plupart des mères permettent à leurs enfants de grandir, de devenir autonomes en développant les capacités émotionnelles indispensables pour partager des sentiments d'amour avec des partenaires, dans le respect et l'indépendance. Mais d'autres génèrent au contraire, et parfois sans s'en rendre compte, la peur, l'assujettissement et la culpabilité.

Sans raison apparente, Odile traversa alors une période plus difficile avec une recrudescence des gestes d'automutilation. Et elle prenait plaisir à tirer sur ses pansements pour provoquer des saignements. En plusieurs fois, elle avala quelques poignées de médicaments. Au cours d'une hospitalisation, elle tenta aussi de s'étouffer avec un sac plastique, mais en s'arrangeant pour être vue par les femmes de ménage. Mise en pyjama, elle fugua en prévenant les autres malades qu'elle allait se jeter du pont de l'autoroute.
Le médecin fut donc contraint de la fermer en chambre.
Au fil des années, cette patiente lui avait fait perdre tout espoir d'obtenir un jour une amélioration de son comportement. Même muni de son DSM, ce manuel de diagnostic incontournable pour tout psychiatre averti, il ne détectait chez elle aucun trouble mental répertorié. Il sollicita alors l'avis de quelques confrères et ensemble, ils évoquèrent une « psychose blanche ». Il s'agit d'un état dans lequel on ne note ni délire ni dépression franche. Le sujet atteint paraît absent, sans affect, ses paroles sont pauvres et creuses. À son contact, le soignant ressent une impression de vacuité, il entre alors dans la clinique du vide, du blanc de la pensée.
Sorte de manifestation invisible de la folie, la psychose blanche est un peu un terme fourre-tout que l'on utilise lorsque le patient ne sait pas dire ce qu'il éprouve ou qu'il ne présente pas vraiment de symptômes précis, mais surtout lorsque le médecin n'arrive pas à poser un diagnostic.

On continua à s'occuper d'Odile. Et elle avala, mais sur ordonnance, cette fois-ci, des quantités de nouveaux médicaments tout aussi inefficaces les uns que les autres.
Le soignant veut soigner à tout prix, persuadé que lui seul peut faire quelque chose, qu'il est indispensable. L'amélioration, la guérison passent forcément par son action et celle des traitements.
Sans l'hôpital, point de salut !
La patiente afficha alors une indifférence insupportable avec un soupçon de défiance et même d'insolence. Elle n'adressa la parole qu'à un nombre très limité d'infirmiers. Quant au médecin et à l'interne, elle refusa de les revoir. Et, pour les provoquer et les mettre face à leurs contradictions, elle menaça de recommencer d'attenter à ses jours dès qu'elle ressortirait de sa chambre.

Quelques fois, les circonstances font que, lors d'une mise en isolement, la situation semble s'inverser, et ce n'est plus le soignant qui mène le jeu, mais le malade.
Et Odile resta mutique pendant des semaines, sans déprimer pour autant. Non seulement elle supportait très bien la contrainte, mais elle l'utilisait pour garder la maîtrise. Les soignants, tombés dans leur propre piège, se trouvaient en quelque sorte enfermés de l'autre côté de la porte. Elle seule pouvait décider de son ouverture, mais elle avait suffisamment de constance pour faire durer le plaisir assez longtemps. C'était bien plus jouissif qu'une scarification.
Personne n'osa prendre la décision de la libérer.

Privée de sa fille, la mère se manifesta et exigea de rencontrer le médecin.
Elle venait d'apprendre qu'elle était atteinte d'un cancer assez avancé. On devait l'opérer, mais sans certitude de stopper le mal. Alors, elle nous parla d'Odile en la décrivant

comme un être formidable, un vrai cadeau du ciel. Elle ajouta que, grâce à elle, la maladie ne lui faisait pas peur. Mais il fallait la libérer, elle avait absolument besoin d'elle. Et elle signa une décharge.

Ensemble, elles unirent leurs forces pour lutter contre le cancer, un ennemi qui, pour un temps, cristallisa toutes leurs souffrances.
Quelques mois plus tard, la mère décéda. Et on redoutait la réaction d'Odile. Mais elle surprit tout le monde. Elle avait pu l'accompagner dignement jusqu'au bout et sans solliciter l'aide de l'hôpital. Lors des obsèques, qu'elle organisa elle-même, elle sut exprimer son chagrin sans excès.
C'était comme si sa conscience, d'un coup, se trouvait libérée d'un poids. Son comportement changea, elle se montra plus ouverte, plus sereine, osant davantage s'affirmer. Et elle se maquilla et dévoila sa féminité. Puis elle se mit en ménage avec un autre patient de l'hôpital de jour. Tous les deux s'épaulaient, se soutenaient l'un l'autre. Lui, pourtant bien perturbé par sa schizophrénie, parvenait à la rassurer, à lui faire oublier sa plaie narcissique et son passé douloureux. En contrepartie, elle l'aidait à lutter contre ses angoisses de dissociation et l'abominable timidité qui le paralysait.
Et ils décidèrent, contre avis médical, qu'ils n'avaient plus besoin de l'hôpital.

Quelques infirmiers tentèrent de reparler d'Odile, mais les médecins n'avaient plus rien à en dire.

Au cours de ma carrière, j'ai connu d'autres exemples de patients souvent très malades. Après avoir mis les soignants en difficulté pendant longtemps, ils parvenaient, dans un couple, à trouver l'équilibre nécessaire pour aller mieux, comme s'ils se soignaient mutuellement. On pense souvent à tort que, sans la psychiatrie, ils ne pourront pas s'en sortir.

Alors qu'ils sont parfois capables de mobiliser d'autres ressources.
Le soin n'est pas toujours là où on l'attend.

Résistance aux traitements

Elle s'était présentée d'elle-même aux urgences, pour une dépression, en suppliant que l'on fasse enfin quelque chose. Elle n'y tenait plus, son angoisse devenait vraiment trop insupportable.

Cette femme d'environ quarante-cinq ans, apparemment d'un bon niveau intellectuel, avait travaillé assez longtemps comme secrétaire à la préfecture, puis ensuite, comme vendeuse au rayon prêt-à-porter d'un grand magasin.
Elle disait s'entendre bien avec son mari, en reconnaissant qu'occupés chacun par leur travail, ils n'avaient pas trop le temps de se voir. Ses deux garçons adolescents, quant à eux, ne lui posaient pas de problème. Si la vie de la plupart de nos patients ressemblait bien souvent à une suite de galères et d'évènements douloureux en tout genre, cela ne semblait pas être le cas pour elle.

Et pourtant, il y a quelques années, elle avait dû quitter la préfecture à la suite d'une période de dépression longue et assez forte qui l'avait, selon elle, « clouée au lit » et d'un coup, sans prévenir. Elle ressentit alors une énorme fatigue physique et puis un dégoût de tout, et surtout cette grosse angoisse, cette terrible angoisse sans cause, qu'elle ne raccrochait à rien. Elle suivit alors le parcours normal et se rendit d'abord chez son médecin généraliste qui lui prescrivit un traitement antidépresseur. Et puis au bout d'un mois, comme elle n'allait pas mieux, il l'adressa à un

confrère psychiatre qui augmenta les doses et même ajouta un deuxième antidépresseur, en plus, pour « booster » le premier. Il lui proposa aussi des entretiens qu'elle s'empressa de refuser. Elle n'était pas de nature à se confier facilement et surtout pas à ce prétendu spécialiste avec lequel elle n'accrochait pas et qui, elle le sentait bien, la considérait déjà comme une malade mentale.
Elle resta un an en arrêt de travail, souvent recroquevillée au fond de son lit et boulottant des quantités de médicaments. Un séjour de deux mois en clinique privée n'apporta pas non plus d'amélioration à son état.

Puis, selon ses dires, un jour, elle se sentit mieux, sans savoir pourquoi. Au réveil le matin, l'angoisse avait disparu, comme par enchantement. Elle retrouva donc un travail de vendeuse de prêt-à-porter et reprit sa vie là où elle l'avait laissée.
Tout se passa bien durant quelques années. Et ce fut la rechute, aussi brutale. De nouveau, les mêmes symptômes apparurent : la fatigue, la perte d'envie, le dégoût et cette grosse angoisse insupportable. Elle était terrorisée à l'idée de devoir revivre cela, elle qui avait tout fait pour effacer de sa mémoire le souvenir de cette période sombre qu'elle avait traversée. Aussitôt, elle avala des quantités astronomiques d'anxiolytiques, mais qui semblaient sans effet sur elle. Ils ne lui permettaient plus de se mettre « out », comme elle disait. Ne sachant plus que faire, elle se rendit aux urgences.

Une fois dans notre service, un de nos jeunes médecins experts en TCC [34] et surtout fervent adepte des neurosciences, décida de la prendre en charge. Il lui expliqua, au cours d'une brève rencontre, qu'il était possible de la débarrasser de ses symptômes gênants. Il lui

[34] TCC : Thérapies cognitivo-comportementales. Elles ont pris une place importante dans l'arsenal thérapeutique.

remit un long questionnaire comportant des cases à cocher, semblable à ceux que l'on trouve dans certains magazines qui tentent de vulgariser la psychologie :

- Estimez votre angoisse sur une échelle de 1 à 10.
- Mettez une croix si vous ressentez les symptômes suivants : augmentation du rythme cardiaque, tremblements, essoufflement, transpiration, nausée, fatigue, agitation, incapacité à se concentrer ou à se détendre, sommeil perturbé.
- Êtes-vous plus angoissée le soir, la nuit, le matin, l'après-midi ?
- Êtes-vous moins angoissée en présence de quelqu'un, seule dans le noir, devant la télévision ?
Etc.

Elle partit au plus vite remplir le formulaire dans sa chambre, un peu étonnée quand même de la méthode utilisée. Mais elle se prit au jeu, cela était nouveau pour elle. Et il s'agissait certainement d'un procédé scientifique qui avait fait ses preuves et qui pourrait la tirer de ce piège dans lequel elle était tombée.

Lors d'un nouvel entretien, qu'elle attendait impatiemment, le médecin compta les croix. Comme dans les magazines, elles donnaient des notes qu'il inscrivit aussitôt dans le logiciel de diagnostic-prescription de son ordinateur. Et l'outil informatique, infaillible, indiqua qu'il était nécessaire de changer de traitement et d'utiliser deux antidépresseurs récemment mis sur le marché, toujours associés à de nombreux anxiolytiques répartis tout au long de la journée.
Puis il demanda à la patiente d'essayer de déterminer quelles stratégies thérapeutiques elle pouvait mettre en place pour corriger ses comportements problématiques et répétitifs, selon lui, à l'origine de son mal-être. Mais, de toute évidence, elle ne comprit pas le sens de ses paroles.

Depuis des mois, elle se battait et ne réclamait désespérément qu'une seule chose : le remède efficace.
Quelques jours passèrent, et, ne se sentant toujours pas mieux, elle perdit patience. Les nouvelles molécules chimiques n'apportaient pas les résultats escomptés. Alors, elle faisait des allers et retours incessants entre sa chambre et le bureau des infirmiers et les suppliait de faire enfin quelque chose pour la débarrasser de cette angoisse qui la submergeait, qu'elle ne pouvait plus contrôler. Sa souffrance était réelle, authentique. Elle s'agitait, haletait et transpirait par tous les pores de sa peau et s'efforçait de le montrer :

« Vous voyez bien, ce sont mes larmes qui coulent, elles sortent comme ça. J'aimerais bien pleurer, mais je n'y arrive pas ! »

Le médecin la revit plusieurs fois. Il se tenait à son bureau, en face d'elle, le regard fixé sur la feuille de traitement apparaissant à l'écran de son ordinateur. Il en était persuadé, les neurones de la malade finiraient par réagir, il suffisait certainement d'une légère modification de la posologie.
Mais elle revenait vers nous, les infirmiers. Et on faisait notre possible pour trouver le temps de lui parler un peu, même si tout ce qu'on pouvait lui dire ne parvenait pas à la calmer. Elle s'épanchait, essayait de se vider de sa douleur et repartait avec l'espoir que son angoisse, au moins un court instant, serait plus supportable.
Elle nous expliqua qu'avant de venir à l'hôpital, elle avait eu recours à toutes les médecines parallèles, comme l'acupuncture, l'homéopathie, l'auriculothérapie… Elle s'astreignit aussi à suivre un régime alimentaire sévère préconisé par un naturopathe et commença à pratiquer le yoga. Mais elle voulait un résultat immédiat et ne prenait jamais le temps d'attendre. Elle rencontra des

chiropraticiens et des guérisseurs. Et, en dernier recours, s'imaginant être ensorcelée, elle s'était aussi renseignée pour s'en remettre à un prêtre exorciste.

Nous tentions de la ramener à son histoire, aux moments difficiles qu'elle avait pu connaître au cours de sa vie. Mais elle ne comprenait vraiment pas ce que l'on cherchait, car rien dans son passé, selon elle, ne pouvait expliquer son état actuel. Nous devions l'aider, nous les soignants spécialistes, à trouver le « levier » qu'il fallait actionner. Et elle se demandait où elle avait bien pu attraper ça, comme si sa dépression, sorte d'ennemie étrangère, lui était tombée dessus un peu comme la grippe.

« Vous devez pourtant bien avoir… un médicament efficace pour me débarrasser de ça ? Mais non, il n'y a rien qui marche, ça ne vaut rien, vos pilules ! »

Et on lui répondait que, si tous les traitements essayés ne l'avaient pas soulagée, peut-être devait-elle chercher la solution ailleurs.
Mais elle s'entêtait et refusait de nous entendre, en affirmant qu'avant dans sa vie, tout allait bien. Elle faisait plein de choses, restait toujours très active. D'ailleurs, ses journées passaient si vite qu'elles ne lui laissaient pas le temps de s'asseoir. Elle ignorait alors ce que pouvait être l'ennui.
On lui fit remarquer qu'un travail trop intense, une agitation incessante pouvaient représenter une sorte de fuite en avant pour éviter de se retrouver en face d'elle-même. Et son angoisse, comme un signal d'alarme, la contraignait à ralentir et la confrontait à une souffrance qu'aucun médicament ne parvenait à effacer. Mais au lieu de l'effacer, peut-être devait-elle s'intéresser à elle, ne plus en avoir peur, tenter de l'apprivoiser et écouter ce qu'elle était venue lui dire. La dépression nous offre cette chance d'entrer en contact avec nous-mêmes, de rompre avec un

mode de vie néfaste et de trouver ce qui est essentiel pour soi et ses proches.
Se sentant un peu plus en confiance avec nous, elle évoqua des rapports tendus avec sa mère, un manque d'attention de sa part, peut-être même un manque d'affection, un mot qu'elle avait bien du mal à laisser sortir de sa bouche.

Ces dernières années, nous, les infirmiers, sommes un peu comme cette malade. On est dans l'agir en permanence, incapables de se poser et de prendre le temps de faire le retour en arrière nécessaire, ne serait-ce que pour évaluer notre travail. Et, outre qu'il nous épuise, cet emballement fait progressivement perdre au soin toute sa dimension humaine.

Autrefois, on soignait les dépressifs, surtout avec des perfusions d'antidépresseurs, convaincus que ce traitement donnait d'excellents résultats parce qu'on les constatait. Les malades, lorsqu'ils repartaient, se sentaient mieux et le disaient. Or, d'après les dernières études, ces médicaments seraient à peine plus efficaces que les placébos[35]. Mais plus que le remède en lui-même, ce qui agissait, c'était le temps que l'on consacrait au patient. On restait auprès de lui pendant la perfusion et il n'y avait pas que le produit qui passait dans son corps et dans son cerveau. Nos paroles, notre attention lui apportaient un indéniable réconfort thérapeutique. Les molécules chimiques restent des aides et ne doivent jamais devenir la seule réponse, ce qui est malheureusement le cas maintenant.

Après les questionnaires, le médecin lui proposa des séances de RTMS (stimulation magnétique transcrânienne

[35] L'article du 10 septembre 2022 de la revue Psychomédia fait référence une étude publiée dans le British Medical Journal qui conclut que les antidépresseurs ne seraient pas plus efficaces que le placébo dans 85% des cas de dépression.

répétitive), une technique à la mode qui consiste à faire passer un gros aimant sur la tête du malade en des points bien déterminés. À certains endroits, quand on stimule, on arrive à faire lever la jambe ou le bras, à d'autres à faire fermer la paupière, et ceci, sans la volonté du patient. Alors, il doit bien y avoir un endroit où, sans sa volonté, on va pouvoir le rendre heureux.
Malheureusement pour notre patiente, cela n'a pas marché. On lui parla des électrochocs qui seraient bien plus efficaces. Mais elle les refusa et, comme on n'avait rien d'autre à lui proposer, elle quitta l'hôpital.

Notre armada de traitements sophistiqués reste souvent décevante, car elle bute contre cette particularité de l'être humain : on ne peut pas le réparer malgré lui.

La femme du pervers

Justine fut hospitalisée suite à une tentative de suicide par phlébotomie. Elle s'était largement coupé les veines des deux poignets et en plusieurs fois, à l'aide d'une lame de rasoir. Sans le passage inopiné de sa fille qui la retrouva par terre, inanimée et baignant dans une mare de sang, elle serait certainement décédée ce jour-là.
Dépêchée sur place, une équipe des urgences réalisa des pansements compressifs pour stopper l'hémorragie. Ensuite, au vu des lésions laissant craindre d'éventuelles atteintes artérielles, elle fut conduite au bloc opératoire de chirurgie vasculaire. Elle reprit conscience en salle de réveil, encore faible et très pâle, un moniteur multiparamètres enregistrait ses constantes tandis qu'une transfusion rétablissait peu à peu sa pression artérielle.

Un médecin psychiatre passa la voir. Sa présence l'intimida et elle se mit à trembler, presque paralysée. C'était comme si aucun son ne parvenait à sortir de sa bouche ou comme si parler risquait d'aggraver son cas. De toute façon, se livrer, laisser les mots exprimer des sentiments, elle ne savait pas faire. Elle avait pris l'habitude de très vite éluder les questions que ses proches pouvaient lui poser et ils ignoraient beaucoup de choses concernant son passé.

Son geste était survenu brutalement, sans avertissement, et rien dans son comportement, les jours précédents, n'avait permis de déceler des signes précurseurs. Mais son intention d'en finir avec la vie, bien réelle, justifiait une mutation en psychiatrie.
Dans le service, elle se montra agréable, plutôt discrète, elle faisait partie de ces malades qui se font facilement oublier. Elle n'appelait pas et ne se plaignait pas. Pourtant, avec les deux bras emmaillotés dans les pansements, elle avait bien du mal à se mobiliser et ne parvenait pas, seule, à se tourner dans son lit et encore moins, pour le moment, à se lever. Elle retint rapidement nos prénoms et nous remercia sans cesse pour l'aide qu'on lui apportait.
Elle affirmait ne pas avoir mal et refusait toute médication supplémentaire contre la douleur. Mais surtout, ce qui intrigua beaucoup l'équipe, c'était son absence de souffrance psychologique. Elle avait voulu se supprimer, mais affichait le sourire. Elle demanda même si elle pourrait bientôt retrouver sa maison.
Sa fille, par contre, nous apparut très angoissée. Pour elle, le geste de sa mère restait incompris. Elle insista pour qu'on la garde un certain temps et, si possible, en maintenant le mari éloigné, parce qu'il décidait de tout et l'empêchait d'exister. On sentait qu'elle se retenait d'en dire plus.

Le médecin évoqua une attaque de panique, un état de souffrance et de détresse intense avec perte de contrôle de

soi. À ce moment-là, une impulsion explosive violente, hors du champ de la volonté, pousse le sujet au passage à l'acte suicidaire.
Il exigea qu'elle soit surveillée attentivement, craignant une possible récidive. Il fallait se méfier de ces patients qui, après avoir attenté à leurs jours, restaient impassibles, sans aucune charge émotionnelle.

On interrogea Justine sur ses antécédents, mais elle nous affirma que, jusqu'alors, sa vie s'était déroulée tout à fait normalement, sans jamais nécessiter aucun recours à la psychiatrie. Entourée d'un bon mari, d'une fille attentionnée, elle ne devait pas se plaindre. Maintenant, elle s'occupait avec bonheur de ses petits-enfants, depuis que son récent départ à la retraite lui en laissait davantage le temps.
Elle avait été aide-ménagère à domicile pour les personnes âgées.

« Un métier difficile, fatigant et bien peu rémunérateur », nous disait-elle.
« Et que l'on ne peut pas faire seulement pour l'argent. Les tâches domestiques, très vite, n'apparaissent pas essentielles. Une relation se noue avec la personne aidée, proche de l'amitié, et qui parfois crée comme un lien de parenté. Mais vous devez bien savoir ce que c'est, vous aussi ! »

En cessant son activité, elle avait perdu ce qui lui donnait une existence sociale. Et elle se retrouvait alors beaucoup trop souvent en tête-à-tête avec son mari. Entre eux, selon la fille, les relations restaient tendues. Mais Justine ne souhaitait pas aborder le sujet.
Elle partageait la vie de cet homme depuis plus de trente ans. Souvent, elle avait imaginé le quitter, sans jamais y parvenir, et surtout sans le dire, gardant cela pour elle. Elle souffrait en silence, ravalant ses rancunes, cachant ses

peurs. Sans doute son geste suicidaire fut le seul moyen qu'elle trouva pour parvenir à se soustraire enfin à son emprise.
Elle répondit à nos questions, mais en minimisant les faits. Elle arrangeait les choses de manière à ce que personne ne comprenne bien et n'évalue pas ce qu'elle devait endurer. Elle parlait vaguement de quelques périodes difficiles, avec des gestes incontrôlés parfois, mais presque en chuchotant, comme si elle ne voulait pas que l'on entende. Et ses paroles inexpressives semblaient exemptes de douleur ou de révolte. Certaines phrases inachevées laissèrent place à des points de suspension. Parfois même, perdant le fil de son récit, elle s'interrompait :

« Où est-ce que j'en suis ? », disait-elle.

Depuis des années, elle subissait des violences et en conservait des traces. Plusieurs de ses doigts restaient déformés suite à des fractures mal réparées et un coup de poing avait provoqué une baisse de la vision d'un œil. Mais les blessures physiques, elles finissaient par guérir et se faire oublier. Celles psychiques, pourtant moins visibles, restaient bien plus difficiles à supporter, parce que quotidiennes. Et les insultes, les humiliations, elle ne parvenait pas à s'y habituer, surtout qu'elles s'accompagnaient aussi de menaces de mort, proférées dans le huis clos du domicile.
Elle se sentait comme dépossédée, victime d'une mainmise, dominée, entièrement soumise. Mais elle gardait le silence, ne protestait pas, ne se rebellait pas. Elle était même capable d'annuler aussitôt tout ce qui se passait, de rayer les évènements de sa mémoire de la même façon qu'elle s'efforçait de dissimuler les bleus sur son corps. Ainsi anesthésiée, la douleur ne l'atteignait pas. Parfois, elle doutait même de ce qu'elle avait ressenti ou en arrivait à s'accuser, à se désigner comme seule responsable.

Son couple apparaissait aux autres comme un modèle et son mari était apprécié. On le trouvait intelligent, doté d'une belle assurance, une image qu'elle s'efforçait d'entretenir le plus possible. Et personne n'aurait imaginé un seul instant qu'il puisse se montrer agressif et tyrannique, capable d'humilier, d'injurier, de rabaisser sa femme. La fille avait quelquefois été témoin de maltraitances, mais elle-même semblait dans l'impossibilité de parler, comme si la domination s'exerçait aussi sur elle. Souvent, les personnes proches savent ou soupçonnent, mais se taisent, de peur d'affronter une réalité trop angoissante et de risquer de mettre en péril la fragile stabilité du couple et de toute la famille.

Justine endurait en silence, oscillant entre aveuglement et lucidité. Et les rares instants où elle sentait monter en elle la révolte étaient suivis de longues périodes d'acceptation passive.
Assujettie, chosifiée, jouet de la perversité de son mari, elle avait appris à réduire sa propre conscience pour adhérer à ses idées. Ainsi, comme un zombie transparent, vidée de sa substance et de ses pensées, elle ressentait moins les coups et les mots blessants.
Mais un évènement particulier devait constituer un point de non-retour.
Une nouvelle scène de violence eut lieu alors qu'elle gardait une de ses petites filles. Et celle-ci en fut tellement terrorisée qu'elle refusa ensuite de retourner chez ses grands-parents.
Justine s'ouvrit les veines peu de temps après.

En service, chaque matin, on profitait du moment des soins pour échanger avec elle. Elle s'habitua rapidement à nous, appréciait notre présence et semblait bien moins intimidée

par les infirmiers que par le médecin devant lequel elle restait sans voix. Il en est souvent ainsi, les malades se confient mieux sur des temps informels, lorsque la parole est libre.
Pendant notre intervention, des larmes coulaient sur ses joues alors qu'elle affirmait ne ressentir aucune douleur. Il fallait délicatement ôter les pansements de la veille qui restaient collés et laver avec du sérum physiologique en prenant soin de nettoyer le plus possible les bords des plaies, rouges et très enflammés. Très vite, les fibres de collagène et d'élastine commencèrent à reconstruire la structure de l'épiderme. On appliquait des pansements de tulle gras, des plaques d'hydrocolloïdes afin d'accélérer la cicatrisation. Mais nos gestes, même bien mesurés, n'étaient pas indolores. Justine se laissait faire sans bouger. Et elle refusait la morphine que l'on aurait pu lui administrer. Elle prenait son mal en patience et, par habitude, savait contenir sa souffrance à l'intérieur.

« C'est bien fait pour moi, je l'ai bien cherché ! », ajouta-t-elle.

Pendant plusieurs semaines, on poursuivit les soins, essayant d'éviter le plus possible la formation d'induration. Mais la malade s'en doutait, elle garderait des marques inévitables. Il y a des blessures qui laissent à vie des traces sur le corps. Témoignage du passé, la cicatrice serait une sorte de guérison inachevée.
Peu à peu, elle se confia davantage. Elle reconnut les maltraitances et les insultes, mais, en même temps, elle affirma qu'il n'était pas si mauvais que ça, son mari, et puis, sans lui, qu'est-ce qu'elle ferait maintenant ?

Mais, dans ses paroles, transparaissait insensiblement le poids d'une histoire difficile et encombrante. Et des souvenirs lui revenaient à la mémoire, par bribes d'abord, des souvenirs enfouis depuis longtemps. Un matin, elle

s'effondra et raconta en pleurant. Enfant, un oncle avait commis sur elle des attentats sexuels incestueux, des viols répétés et pendant des années. Elle n'avait jamais rien dit, préférant enfermer toute cette souffrance en elle.
Alors, ce jour-là, le temps des soins s'éternisa. Nous avons eu bien du mal à refermer ses pansements.

Les traumatismes psychiques ont la capacité de rester inscrits profondément à la fois dans le corps et dans la mémoire émotionnelle. Et souvent, ils arrivent à conditionner notre existence et permettent que se reproduisent les mêmes situations nocives. Dans son couple, Justine revivait une relation de dépendance, sans en avoir réellement conscience. Derrière son mari pervers se cachait un autre persécuteur, une figure du passé, auteur aussi de violences et source de traumatismes dans son enfance.
En présence de son oncle, elle subissait, dans une sorte d'irréalité, comme si elle devenait spectatrice, éloignée de l'évènement. Et cette attitude est souvent interprétée à tort comme une complaisance, un consentement. Elle restait figée, incapable de se débattre ou même de crier. Avec son mari, le même scénario se répétait. Maintenant adulte, elle aurait pu réagir. Elle demeurait silencieuse, imperturbable, comme si elle était sous anesthésie, choisissant de laisser les souvenirs emprisonnés dans une mémoire insaisissable, un peu comme une boîte noire du cerveau. Elle craignait qu'ils ne la plongent, en se réveillant, dans une dépression plus profonde.
La perversion est un jeu qui se joue à deux. Et le bourreau et sa victime entretiennent souvent des rapports beaucoup plus complexes qu'on ne le croit. Certains couples ne se forment pas par hasard et leur destin semble tracé à l'avance.

La fille exigea que ses parents se séparent et entament une procédure de divorce. C'était pour elle une condition indispensable à la sortie de l'hôpital. Justine refusa de porter plainte. Elle avait peur, peur que la justice fasse pire que ce qu'elle avait déjà subi, comme si la protection de la loi représentait une menace. Elle allait devoir encore raconter son histoire, se mettre à nu devant des étrangers, des juges et des psychiatres. Ils examineraient, sans aucune retenue, chaque recoin de son corps pour mesurer ses cicatrices, compter ses bleus et inscrire toutes ces traces dans un rapport. Elle devrait même répondre à des questions concernant sa vie sexuelle. Déjà culpabilisée, elle savait que ses paroles risquaient de se retourner contre elle lors d'un procès, à cause, entre autres, de son passage en psychiatrie.

Un médecin ne peut pas être patient.

Parmi les gens qui se destinent à exercer la fonction de soignants en psychiatrie, certains vont malheureusement connaître, à un moment donné, l'expérience de la folie. Avaient-ils en eux une fragilité, la ressentaient-ils et pensaient-ils, en choisissant ce métier, pouvoir s'en départir, l'exorciser en quelque sorte ? De la même façon, certains ecclésiastiques entrent dans les ordres dans l'espoir de parvenir à chasser les démons pervers qui se cachent en eux.

Le sujet reste tabou. Un prêtre ne peut pas avoir de pensées malsaines, Dieu l'en protège… Et celui que l'on appelait autrefois « médecin de l'âme » ne peut pas être touché par une pathologie psychique, c'est un professionnel, il a appris à gérer. Et puis, tous deux ont des profils de « sauveurs », l'un missionné par le ciel, l'autre par la science.

Céline était une psychiatre bien à part, qui surprenait par ses attitudes, ses réactions, et qui déconcertait parfois les malades les plus excentriques. Elle se faisait remarquer d'abord par ses tenues vestimentaires. Elle pouvait arriver en plein hiver avec un grand chapeau de paille et une robe légère, en chantant des airs d'opéra. Un jour, on la vit passer devant le service en sautillant, presque en dansant, avec son masque d'argile sur le visage et un grand foulard vaporeux qui virevoltait derrière elle. Elle ne s'embarrassait pas de règles ni de conventions et osait s'écarter de ces normes, indispensables pour beaucoup de soignants en psychiatrie, qui fixent la limite entre le fou et le non-fou. Elle parlait souvent toute seule, en marchant dans les couloirs et lorsqu'elle était dans son bureau. Les secrétaires, situées dans la pièce d'à côté, tentaient de nous rassurer en disant qu'elle se servait d'un dictaphone. Mais Céline n'utilisait que des stylos et des feuilles de papier. Et en entretien, elle y tenait absolument, rien ne devait venir faire écran entre le soignant et son patient. C'était un moment d'intimité durant lequel celui qui souffrait pouvait déposer sans crainte ses secrets.

Plutôt tournée vers la psychothérapie, elle avait du mal à considérer que l'être humain puisse se réduire à des questions de biologie, comme l'affirmaient la plupart de ses jeunes collègues. Tout récemment formés aux neurosciences, ils restaient convaincus que la pensée folle ne représentait qu'un raté de la mécanique cérébrale, forcément réparable par un traitement chimique. Armés de leurs critères diagnostics, leurs entretiens se résumaient à une évaluation régulière de l'efficacité des thérapeutiques. Ils travaillaient en relation étroite avec les laboratoires, souvent très généreux avec eux. Et la prescription leur permettait de trouver plus facilement leur place et de gagner du pouvoir au sein de l'institution. En psychiatrie, comme en médecine, ils en étaient sûrs, le traitement parviendrait à

vaincre la maladie. La science allait percer les mystères de la folie, apporter enfin une explication rationnelle aux dysfonctionnements de l'esprit. On pourrait alors en finir avec les élucubrations de la psychologie et oublier les psychothérapies fastidieuses et interminables.
Et pour répondre à leurs attentes, les laboratoires multiplièrent les médicaments, en réutilisant parfois les mêmes molécules, mais en les modifiant légèrement pour en faire des « panacées » qui, à part leur prix élevé, n'avaient rien de bien nouveau.

Ainsi deux pratiques cohabitaient sans jamais se rencontrer. Les jeunes promus, tenants de l'organogenèse, ne voyaient dans les malades que des connexions synaptiques défaillantes, des médiateurs chimiques perturbés. Et Céline s'intéressait aux parcours de vie qu'elle nous retraçait et au travers desquels on comprenait davantage la souffrance, les déviances, les délires. La folie prenait tout à coup du sens. Selon elle, un soignant ne peut considérer l'individu que comme un être psychologique et social. Cette évidence qui est indiscutable en psychiatrie doit également s'appliquer à toutes les autres branches de la médecine. Le cabinet de son mari, dermatologue, se remplissait tous les jours de gens qui se sentaient mal dans leur peau et qui le manifestaient par des inflammations, des irritations, telles que des démangeaisons, de l'acné, de l'eczéma, du psoriasis... Et de nombreuses consultations en médecine générale avaient pour origine un trouble psychique.
Alors, les cas cliniques de ses malades constituaient pour elle des questions de recherche qui la passionnaient. Elle travaillait de manière unique, en utilisant des mots et ses émotions, en écoutant à la fois ce qui se passait en elle et en son patient. Et ce qu'elle éprouvait lui donnait des indices sur la pathologie, les traits de personnalité et l'éclairait sur l'aide qu'elle pouvait apporter.

La relation de soin est avant tout une rencontre de deux êtres humains. Et le psy, comme les autres, doit faire face à ses propres difficultés, à ses déprimes. En formation, on nous conseille de respecter une neutralité bienveillante, une juste distance, un cadre thérapeutique… mais parfois, on réalise que c'est en s'échappant de ces limites, en bougeant le cadre, que l'on peut faire avancer la thérapie. La psychiatrie n'est décidément pas une science exacte. Partager ses expériences personnelles peut rendre le soignant plus humain, le rapprocher du patient et créer une sorte de complicité bénéfique. Céline savait le faire.
Personnage énigmatique, souvent très excentrique, euphorique et extravertie à certains moments, renfermée et d'humeur maussade à d'autres, c'était avec cette sensibilité à fleur de peau qu'elle approchait les gens. Elle appréciait le personnel infirmier, s'incrustait parfois dans le groupe avec insistance pour participer à la vie d'équipe. Elle était bien plus proche de nous que de ses confrères médecins. Surtout, elle acceptait humblement de se montrer telle qu'elle était, avec ses réussites, ses doutes, mais aussi ses blessures, son mal-être, sa folie. Parfois psychologiquement souffrante et mutique, elle pouvait se jeter sur la nourriture et dévaliser le frigo en un rien de temps en avalant n'importe quoi. Il lui arrivait aussi de rester plusieurs journées absente, sans avertir, et les malades la cherchaient.

Puis vint une période où elle se calfeutra dans son bureau en ayant pris soin de coller, dans les pièces attenantes, des feuilles portant cette inscription : « Silence, hypnose ». Elle sélectionna quelques patients, les moins agités, avec des pathologies légères, ce qui agaça visiblement ses collègues. Mais ils n'osèrent rien dire. Ils respectèrent le silence, comme demandé. Il est curieux de constater que les spécialistes de la parole sont souvent bien incapables d'utiliser les mots pour échanger entre eux.

Peu de temps après, elle reçut un courrier de la direction de l'hôpital l'informant que, après avis de la Commission médicale d'établissement, elle était mutée dans une autre structure. Et bien sûr, aucun de ses collègues ne chercha à la défendre. Pour eux, ce n'était pas une sanction, mais un nécessaire aménagement de ses fonctions compte tenu de son insuffisance professionnelle. Quelques infirmiers l'aidèrent à faire ses cartons. Elle quitta le service, les larmes aux yeux, et fut regrettée par ses patients.

Belle vitrine

Serge avait déjà effectué des séjours dans le service. Ce grand gaillard de quarante ans était cordiste de son métier et, régulièrement, des agences d'intérim lui proposaient des missions, souvent très bien rémunérées. Ainsi, il pouvait choisir librement ses périodes de travail. Il intervenait en hauteur pour repeindre des pylônes à haute tension en grande montagne, installer des filets de protection sur des falaises ou entretenir les remontées mécaniques des stations de ski et les téléphériques. Spécialiste des tâches acrobatiques, il ne craignait pas le vertige et avait pris l'habitude de jouer avec sa vie qui, finalement, comme il le disait en plaisantant, ne tenait qu'à un fil. Mais s'il évoluait souvent dans de beaux paysages, le danger restait la toile de fond des décors. De nombreux cordistes mouraient au travail. Or, ce défi le stimulait et lui procurait une certaine excitation. Il aimait se confronter à la peur, affronter le vide, toujours au bord d'un précipice…

Polytoxicomane, il s'était inscrit une nouvelle fois sur la liste pour effectuer un sevrage au cours d'une hospitalisation. Mais les délais d'attente pouvaient atteindre

plusieurs mois. Et lorsqu'enfin le service appelait le patient, sa motivation avait souvent disparu.
Serge se présenta, accompagné de sa femme et de ses deux petites filles qui l'encourageaient dans cette démarche. Et puis, usager récidiviste bien connu de la police, le juge lui avait conseillé de se soumettre à un suivi médical. Ainsi, comme beaucoup de nos patients, il arrivait sans l'avoir décidé lui-même, sans avoir suffisamment pris conscience de sa dépendance pour être capable de renoncer au « plaisir » qu'elle lui procurait.

L'hôpital avait reçu des subventions importantes pour ouvrir notre toute récente unité d'addictologie et nous assurer les formations nécessaires. Cette belle vitrine de la psychiatrie que les élus vinrent visiter à tour de rôle fut rapidement considérée comme un service de pointe, répondant à des exigences de performance. Et les supérieurs administratifs nous complimentèrent et ne tarirent pas d'éloges envers nous, car l'activité se montra rentable dès les premiers mois.
On prétendait soigner les alcooliques et les toxicomanes. Mais en limitant leur hospitalisation à quinze jours seulement, temps suffisant selon les médecins pour effectuer un sevrage. Alors, les malades défilaient à toute vitesse, ressortaient aussi vite qu'ils étaient entrés. On avait à peine le temps de retenir leur nom ou de mémoriser leur visage. Comment alors s'intéresser à leur histoire personnelle et nouer une relation avec eux ? Ils n'étaient là que pour suivre un traitement médical. Et ensuite, on devait les adresser à un centre de postcure pour assurer le maintien de l'abstinence et élaborer un nouveau projet de vie sans les produits. Sauf que, là aussi, les délais d'attente se comptaient en mois, ils avaient largement le temps de replonger.

Parmi eux, rares étaient ceux qui désiraient réellement rompre avec leur addiction. De toute façon, à l'hôpital, ils étaient rapidement déçus et parfois préféraient s'en aller. Ils disaient que c'était encore plus dur qu'à l'extérieur, de ne pas consommer.
Les uns venaient pour se planquer un moment, se faire oublier aussi bien des services de police que des réseaux de trafic, à cause des dettes accumulées. Les autres parce qu'ils avaient entendu parler de notre unité comme d'un endroit où l'on pouvait finalement trafiquer, sniffer ou se piquer sans trop de difficulté, en étant nourris et logés. Les portes restaient ouvertes et chaque malade avait la possibilité d'entrer et de sortir comme il voulait. On ne devait pas contraindre, c'était la philosophie du service, mais favoriser le plus possible l'adhésion aux soins. Certains arrivaient, posaient leur valise et repartaient immédiatement en permission. En réalité, nous avions affaire à une population bien particulière, composée d'individus qui, dehors, fréquentaient les mêmes milieux. Alors, ils faisaient semblant de ne pas se connaître, pour tromper l'attention des soignants et organiser plus librement leur négoce.
La plupart présentaient une personnalité antisociale. Assez réfractaires aux règles, ils pouvaient se montrer agressifs à la moindre contrariété. Entre toxicomanie et psychopathie, il existe une sorte de renforcement qui conduit à la fois à l'abus des drogues et aux transgressions.

On a très vite été débordés. Dans les chambres, l'alcool coulait à flots et les drogues circulaient en permanence. Comme il fallait bien réagir, on a demandé au personnel infirmier de surveiller.
Parfois, j'avais l'impression d'être devenu gardien, je passais mon temps à observer, à surprendre, à sentir comme un chien renifleur pour découvrir toutes les caches possibles, à inspecter les placards ou à faire des fouilles au corps. On démontait même les bouches d'aération et on

soulevait les plaques du plafond dans les chambres. Et en cas de doute, on obligeait les malades à uriner devant nous, aux toilettes, pour ne pas qu'ils échangent leurs flacons. Dans les poches des blouses, nous avions d'un côté le PTI[36] et, de l'autre l'éthylomètre.
Le personnel infirmier n'en pouvait plus. Et les médecins, pensant affirmer leur autorité, décidèrent de procéder de façon aléatoire à des contrôles généralisés. Mais dès le premier, le seul d'ailleurs qu'ils effectuèrent, ils furent obligés de renvoyer une bonne moitié des patients, positifs aux opiacés. Les autres, seulement alcoolisés, restèrent. On ne pouvait quand même pas vider le service !

Moi qui avais appris à travailler avec la confiance et le respect, je me sentais très mal dans ce rôle. Je n'étais plus vraiment un soignant.
Pour s'occuper de ces pathologies, il faut impérativement des règles, des contraintes. Parce que le sevrage lui-même représente une terrible contrainte, il ne se fait jamais en douceur. Il exige un cadre strict capable de protéger les patients d'eux-mêmes.
Une hospitalisation de quinze jours avec des traitements peut aider, mais elle ne suffit pas à calmer la dépendance. Il faut lui associer un soutien psychologique pour s'occuper de la souffrance, non pas celle due au manque qui s'atténue assez vite avec les médicaments, mais l'autre, intérieure, celle justement qui a amené à consommer et qui exige une prise en charge plus longue et, malheureusement, pas rentable.

Serge, à son arrivée, rencontra le médecin. C'était un homme très jeune, qui avait passé les plus belles années de sa vie à se remplir le cerveau. Brillant dans ses études,

---

36 PTI : protection travailleur isolé, c'est un téléphone doté d'un bouton spécial. Une simple pression déclenche une alarme dans les services qui sonne le rassemblement.

promu chef de clinique rapidement, il visait encore un poste supérieur. Il cherchait à s'imposer par son savoir pour compenser son manque d'expérience. Excellent neuroscientifique, formé aux TCC, muni d'un DU[37] en addictologie, il restait persuadé que la médecine sauverait l'humanité.
Depuis sa dernière tentative de sevrage, Serge essayait de se limiter à ne consommer que de la cocaïne, avec un peu de cannabis et d'alcool, pour contrôler les effets sur l'humeur. Il n'aimait pas se piquer. Il avait touché à toutes les drogues et utilisé aussi les nouvelles substances psychoactives de synthèse issues de laboratoires clandestins, capables d'imiter les effets des amphétamines et des opiacés. L'OFDT [38]évalue leur nombre à quatre cent cinquante en Europe. Elles ne sont pas classées comme stupéfiants et échappent ainsi à la législation, car les fabricants s'arrangent pour modifier légèrement les molécules et créer ainsi sans cesse de nouveaux produits, en général peu chers et parfois indétectables.

Sous cocaïne, Serge devenait euphorique et débordait d'énergie. Quelques minutes suffisaient après avoir sniffé un rail pour qu'il se laisse envahir par un sentiment de bien-être. Et son cerveau se mettait à fonctionner à toute vitesse, les idées jaillissaient, il échafaudait mille projets. Rien ne lui paraissait impossible. Mais l'action du produit ne durait rarement plus de deux heures. Alors il y revenait, tant qu'il en avait. Et il redoutait terriblement la suite. Souvent, trois jours après l'arrêt, des pensées obsédantes autour de la cocaïne se mettaient à tourner en rond dans sa tête. Fatigué, triste, sans aucune envie, il sentait venir les effets du

---

[37] DU : Diplôme universitaire.

[38] OFDT : Observatoire français des drogues et des toxicomanies. https://www.ofdt.fr/publications/collections/tendances/nouveaux-produits-de-synthese-dix-ans-de-recul-sur-la-situation-francaise-tendances-127-octobre-2018/

manque. Alors, il se couchait, dans le noir, pâle, en sueurs, nauséeux et tout tremblant. Son cœur battait très fort, sa tension montait et il souffrait de douleurs insupportables au ventre et dans les membres.
Sa dépendance devint ainsi rapidement ingérable, car il ne parvenait plus à concilier sa consommation, toujours plus importante, avec l'exercice de sa profession. Il refusait de plus en plus de missions d'intérim et des problèmes financiers commençaient à se poser. Mais surtout, il mettait réellement sa vie en danger en prenant jusqu'à quatre ou cinq grammes dans un week-end, à la limite de la tolérance du corps humain.

Notre médecin le mit immédiatement sous catapressan, un antihypertenseur qui a un effet sur l'agitation, l'instabilité, la transpiration … Certains étudiants en prennent lors des examens pour éviter le trac. Pour lui, c'était l'unique, l'indispensable médicament pour réaliser le sevrage.
Un autre praticien du service préconisait le baclofène à haute dose, et un troisième prescrivait de la méthadone et du subutex, des substitutifs des opiacés. Alors, les infirmiers adaptaient leur pratique et la surveillance, mais sans être capables d'évaluer quel traitement était le plus efficace.
Serge avala sagement ses pilules, toutes les trois heures. Puis on augmenta les prises, en surveillant la tension. Il souffrait et ne sut nous dire s'il ressentait une aide. Au bout de huit jours, la posologie fut diminuée progressivement, car le produit entraîne lui-même une dépendance. Certains malades affirmaient qu'à doses élevées, il devenait très addictif et qu'il finissait, comme la méthadone et le subutex, par faire l'objet d'un trafic.
On soignait donc en remplaçant une dépendance par une autre. Et puis on rajoutait aussi des antidiarrhéiques, des antinauséeux, des antispasmodiques pour calmer les douleurs musculaires, des antiépileptiques pour les

éventuelles crises provoquées par le manque, des sédatifs, des hypnotiques, des antidépresseurs… Et personne ne pouvait dire ce qui agissait vraiment dans un tel mélange de molécules.

Les résultats de plusieurs études, parus dans la revue Cochrane en juin 2018[39], ne privilégient pas une approche pharmacologique spécifique dans la prise en charge du sevrage, les différences entre les traitements proposés restant faibles ou nulles. En réalité, il n'existe pas d'antagoniste médicamenteux de la cocaïne ni aucun produit substitutif reconnu. Chaque médecin joue donc l'apprenti sorcier, convaincu que sa prescription est la meilleure. Le catapressan, sans apporter un bénéfice supplémentaire, peut provoquer, lors de son arrêt, un rebond hypertensif qui vient augmenter les risques d'infarctus et d'AVC déjà liés à l'usage de la drogue.

Imaginer pouvoir débarrasser quelqu'un de sa dépendance en seulement deux semaines est un leurre et un non-sens en matière de soin. On ne peut pas se contenter de faire appel à un pharmakon ou à un alchimiste pour garantir une sorte d'anesthésie qui va magiquement permettre un sevrage rapide et sans douleur, comme si la toxicomanie se réduisait à la seule accoutumance physiologique. Ainsi, les carences de notre système de soin nous mènent à une impasse. Finalement, l'hôpital ne soigne pas, il traite, enfin, il "mal traite " ! Et la prévention reste la grande absente, comme le suivi.

Mais qui sont-ils, ces toxicos ? Et d'abord, peut-on les considérer comme des malades ? Dans le service, les infirmiers parlaient plutôt de leurs clients, des anonymes de

---

[39] Résultats d'études concernant le sevrage par clonidine (catapressan) parus dans la revue Cochrane de juin 2018. https://doi.org:10.1002/14651858.CD007522.pub2

passage, dont ils ignoraient l'histoire. Mais tous ne devenaient pas dépendants de la même façon. Et s'il existait des facteurs de vulnérabilité, la neurobiologie et la génétique ne suffisaient pas à les expliquer.
La drogue comble le sujet et l'emporte dans une jouissance sans limite, mais le condamne en même temps au manque, à la dépression, à l'anéantissement. Le lien de dépendance est mortifère.
Très vite, les consommateurs réguliers ne supportent plus de vivre sans être sous les effets des différents stupéfiants. Que vont-ils y chercher et quelle souffrance essayent-ils d'endormir ? Peut-être se protègent-ils ainsi d'un danger encore plus important, celui de la décompensation, de l'effondrement, de la folie ? Nombre de toxicos présentent des troubles psychiques et se soignent de cette façon. On ne tombe pas dans les produits par hasard.

Serge parvint à se confier. Il réalisait la vie minable qu'il menait et qu'il imposait à sa femme et à ses deux filles, avec la drogue en cachette et tout le temps. On le sentait à bout, épuisé et surtout incapable, seul, de s'en sortir. Comme il n'était pas resté plus abstinent que les autres, de lui-même, il décida de repartir, assumant encore un échec.
Mais le service n'envisageait pas vraiment la nécessité de l'abstinence. En tout cas, il ne l'imposait pas, peut-être par facilité, sachant qu'elle exigerait que le malade fasse un travail sur lui-même qu'aucun médicament ne pourrait remplacer. Et il aurait besoin d'être accompagné dans cette prise de conscience, par les soignants, sur un temps suffisamment long.

C'est souvent simplement la qualité humaine du regard que l'on est capable de porter sur le patient et le temps et l'écoute qu'on lui accorde qui nous aide à le comprendre et qui lui permet, à lui, de trouver les bonnes réponses et les bons traitements. Mais la psychiatrie, avec sa vision très médicale, s'est éloignée de ces préoccupations inutiles, comme elle s'est éloignée de toute réflexion sur le soin. Alors, il y a malheureusement des toxicos qui deviennent inguérissables, l'actualité nous l'a démontré, et même parmi des gens célèbres. Ils sombrent dans une sorte d'irréductible déchéance, fatalité de leur destinée, prisonniers d'une relation toxique au produit plus ou moins acceptée. Par manque de prise en charge, ils font de la dépendance leur indispensable auxiliaire de fin de vie.

Conclusion

Aujourd'hui, notre système psychiatrique, en plein naufrage, agonise. Les services ont été à ce point asséchés que les anciens infirmiers y dépriment et que les jeunes ne cherchent qu'à partir.
Et pourtant, les urgences craquent. Alors, par manque de lits, les entrées et les sorties se font à toute vitesse. Et comme une bonne partie de la population n'a pas accès aux soins, les équipes sont contraintes en permanence de gérer des situations de crise. Dépassées, elles ne savent plus faire face à la violence et à l'agitation, parce que le malade n'est plus considéré comme un être en difficulté, avec ses faiblesses, mais comme quelqu'un de dangereux qu'il faut écarter, comme un délinquant, un meurtrier potentiel, qui doit être surveillé et privé de liberté. Alors, la contention s'applique systématiquement et les chambres d'isolement ne désemplissent pas. C'est l'ancienne peur du fou qui se réveille, toujours profondément enracinée dans l'esprit collectif.

En quelque trente ans, l'hôpital a perdu non seulement ses capacités d'accueil, ses lits, mais aussi sa fonction soignante. Il ne sait plus prendre en charge correctement la folie. Il est là pour réglementer et normaliser les comportements. Ainsi, il aura suffi de quelques dizaines d'années seulement pour passer d'une psychiatrie qui se voulait humaniste et institutionnelle, fruit de l'idée de la sectorisation, à une psychiatrie industrielle standardisée, protocolisée, bénéficiant d'appuis politiques, du soutien financier de laboratoires, du sponsoring de groupes privés, et de la parole de professeurs émérites. Ils affirment que les techniques d'exploration cérébrale, les biomarqueurs, la génétique et le DSM sont maintenant seuls capables d'expliquer les troubles psychiques. Dans des centres

experts pour les diagnostics, ils proposent des programmes de rééducation comportementale ou de remédiation cognitive. Et ils imaginent certainement pouvoir bientôt remplacer les soignants par des algorithmes et disposer alors d'un véritable « prêt à soigner ». Belles vitrines, des services transversaux surdoués, hyper spécialisés (addictologie, dépression) se sont ouverts. On y trie les patients. Et, dans les autres unités oubliées, de nouveaux asiles, s'entassent les agités délirants et les malades chroniques.
Ce véritable raz-de-marée scientiste, qui a fait fi des individualités, qui standardise et marchandise, qui croit aux promesses de l'intelligence artificielle et qui veut à tout prix assurer l'hégémonie du néolibéralisme, représente un danger qui dépasse largement le champ psychiatrique.
Mais peut-on encore se battre ou s'agit-il d'une cause perdue d'avance ?

Je reste convaincu que le soin psychiatrique repose avant tout sur la rencontre de deux subjectivités, celle de la personne souffrante et celle du soignant qui lui vient en aide. Et au cours de cette expérience, jamais identique, toujours renouvelée, se fait jour toute la complexité de l'être humain.
On réalise alors que, comme bien des pathologies, la maladie mentale ne survient pas par hasard et reste indissociable du milieu qui lui a donné naissance. On peut retrouver ses causes, connaître ses mécanismes. Mais pour entendre la douleur intérieure, il faut s'appuyer sur ce lien d'accompagnement thérapeutique que l'on aura pu créer et qui s'inscrit dans une temporalité en décalage avec les logiques dominantes actuelles où tout doit aller vite. Les neurosciences qui s'imposent ne remplaceront jamais le pouvoir de la parole, celle qui redonne son identité au malade et qui lui permet de redevenir un sujet pensant.

Soigner, c'est aussi accepter d'aller à la rencontre de la souffrance et de la solitude, non pas armé d'un ordinateur, de diagnostics, de protocoles et de tout l'arsenal de nos traitements sophistiqués, mais soi-même, tel que nous sommes, avec nos pensées et notre propre histoire, tout ce qui nous définit comme êtres humains. C'est prendre le risque d'apercevoir à travers les symptômes du malade, nos failles internes, nos zones d'ombres. Bien souvent, en psychiatrie, il a le don de les pressentir. Et c'est par là, de préférence, qu'il va entrer en contact avec nous, avec notre propre part de folie, celle qui nous rapproche de lui. En nous permettant d'avancer, il deviendra parfois un peu notre thérapeute…

Dans mon métier, j'ai partagé le quotidien de ceux et celles qui se trouvent relégués et mis en marge de la société sans l'avoir choisi, pour leur étrangeté, leurs propos incohérents, leurs comportements excentriques. Mais considérés maintenant comme biologiquement inadaptés, inaptes à notre système social, on va même jusqu'à leur retirer la part d'humanité qui existe en chacun de nous. Parce qu'ils s'écartent de la norme fixée par nos économies très capitalistes où tout est prévu, codifié, organisé, contrôlé, sans défaillance ni incertitude.
Or, la folie, c'est justement l'imprévisibilité, une pensée qui s'agite et qui vient déranger celle de nos esprits trop cartésiens, qui vient même bouleverser notre déraisonnable normalité. Sommes-nous sûrs d'être du bon côté, nous qui suivons bêtement, aveuglément, un modèle qui tous les jours un peu plus nous conduit à la fin de la vie sur terre ? Accepter de s'en échapper, accepter son grain de folie, nous permettrait peut-être de résister à nos sociétés ultraviolentes et de survivre…

Alors qui est fou et qui ne l'est pas ?

« De plus en plus d'hospitalisations forcées en psychiatrie », article de Marie Vancutsem sur RTBF Actus, le 2 mars 2023, suite à l'entretien avec le psychiatre Stéphane Bage, chef de service au CHR de Sambre et Meuse à Namur.

« Du masculin au féminin, mon parcours singulier », Céline Audebeau, éditions Kawa, 2019.

« Le crime des sœurs Papin », Isabelle Bédouet, éditions Imago, 2016.

« Le dernier verre », Olivier Ameisen, éditions Denoël, 2008.

« Les antidépresseurs ne seraient pas plus efficaces que le placébo dans 85% des cas de dépression », article du 10 septembre 2022 de la revue Psychomédia, d'après une étude publiée dans le British Medical Journal.

« L'évolution des dispositifs de soins psychiatriques en Allemagne, France, Angleterre, Italie : similitudes et divergences », Magali Coldefy, Questions d'économie de la santé, n° 180, oct. 2012.

« Les psychiatries, médecines de pointe ou d'assistance ? » L. Verhaegen, éditions Cabay, 1985.

« Manifeste pour une psychiatrie artisanale », Emmanuel Venet, éditions Verdier, 2020.

« Mesure pour mesure », William Shakespeare, traduction de Jean-Michel Déprats, collection Folio Théâtre, 2021.

« Psychiatrie : l'état d'urgence », Marion Leboyer, Pierre Michel Llorca, éditions Fayard, 2018.

« Sommes- nous tous des malades mentaux », Allen J. Frances, éditions O. Jacob, 2013.

« Tous fous ou la psychiatrie 5.0 », Nicolas Zdanowicz, Pierre Schepens, Académia eds, 2015.

« Traité d'histoire naturelle », Pline l'Ancien, Gallimard, 2013.

Structures éditoriales du groupe L'Harmattan

L'Harmattan Italie
Via degli Artisti, 15
10124 Torino
harmattan.italia@gmail.com

L'Harmattan Hongrie
Kossuth l. u. 14-16.
1053 Budapest
harmattan@harmattan.hu

L'Harmattan Sénégal
10 VDN SICAP AMITIE 3
BP 45034 Dakar-Fann
direction@senharmattan.com

L'Harmattan Cameroun
Tsinga/Derrière polyclinique FECAFOOT
BP 11486 Yaoundé
Jacques.koukam@harmattan.fr

L'Harmattan Burkina Faso
Villa 281, secteur 23 623, rue 14.32
Ouagadougou
zagbie@outlook.fr

L'Harmattan Guinée
Almamya, rue KA 028 OKB Agency
BP 3470 Conakry
harmattanguinee@yahoo.fr

L'Harmattan RDC
185, avenue Nyangwe
Commune de Lingwala - Kinshasa
matangilamusadila@yahoo.fr

L'Harmattan Congo
219, avenue Nelson Mandela
BP 2874 Brazzaville
deunovmikhael@gmail.com

L'Harmattan Mali
Immeuble Mgr Jean Marie Cissé
Aci Hamadallaye
BP 145 Bamako
syllaka@yahoo.fr

L'Harmattan Togo
Djidjole - Maison Amela
face EPP BATOME
02 BP 20680 Lomé
didieramela11@gmail.com

L'Harmattan Côte d'Ivoire
Résidence Karl - Cité des Arts
Abidjan-Cocody
03 BP 1588 Abidjan
harmattan.ivoire@gmail.com

L'Harmattan Bénin
Rue 604, (Immeuble à l'entrée
de la rue UCAO- Cite de Saint-Jean)
Cotonou
stepcorpus@gmail.com

Nos librairies en France

Librairie internationale
16, rue des Écoles
75005 Paris
librairie.internationale@harmattan.fr
01 40 46 79 11
www.librairieharmattan.com

Librairie des savoirs
21, rue des Écoles
75005 Paris
librairie.sh@harmattan.fr
01 46 34 13 71
www.librairieharmattansh.com

www.ingramcontent.com/pod-product-compliance
Lightning Source LLC
LaVergne TN
LVHW010947061026
849535LV00007B/2604
* 9 7 8 2 3 3 6 5 1 9 3 1 9 *